W0316406

Rheuma

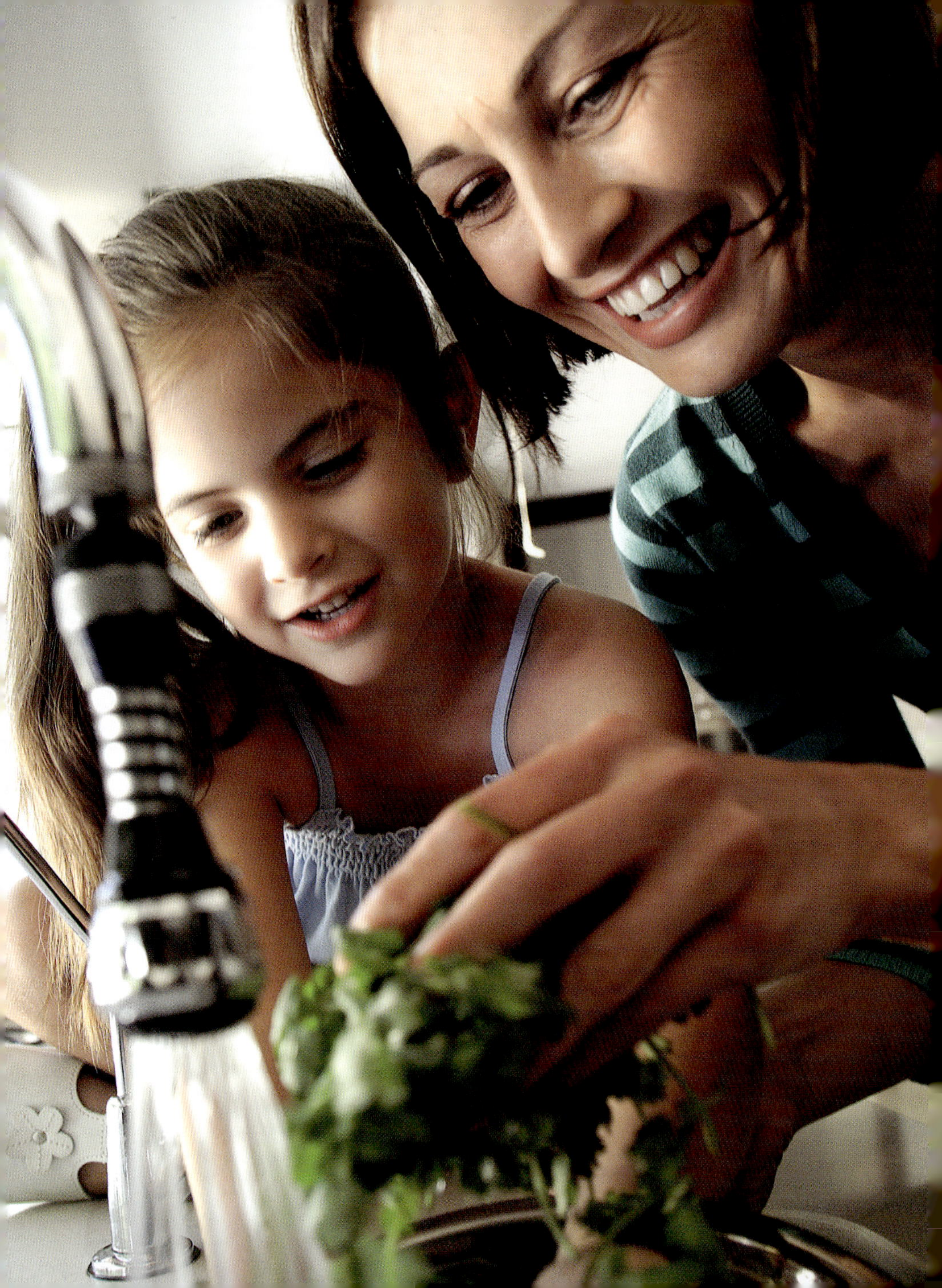

Rheuma

Antworten auf die wichtigsten Fragen

Howard Bird, Caroline Green, Andrew Hamer,
Alison Hammond, Janet Harkness, Mike Hurley,
Paula Jefferson, Dorothy Pattison, David L. Scott

DK
Dorling Kindersley

LONDON, NEW YORK, MELBOURNE, MÜNCHEN UND DELHI

DORLING KINDERSLEY
Redaktion Tom Broder
Bildredaktion Nicola Rodway
Cheflektorat Adèle Hayward
Chefbildlektorat Nick Harris
DTP-Design Traci Salter
Herstellung Freya Pugsley
Art Director Peter Luff
Programmleitung Corinne Roberts

DK INDIEN
Lektorat Dipali Singh
Projektbetreuung Rohan Sinha
Redaktion Ankush Saikia, Aakriti Singhal
Projektgestaltung Romi Chakraborty
DTP-Koordination Pankaj Sharma
DTP-Design Balwant Singh, Sunil Sharma
Programmleitung Aparna Sharma

Für Dorling Kindersley redaktionell bearbeitet von
Philip Morgan

Für die deutsche Ausgabe:
Programmleitung Monika Schlitzer
Projektbetreuung Kerstin Uhl
Herstellungsleitung Dorothee Whittaker
Herstellung Petra Kühner

Bibliografische Information Der Deutschen Bibliothek
Die Deutsche Bibliothek verzeichnet diese Publikation in der Deutschen Nationalbibliografie; detaillierte bibliografische Daten sind im Internet über http://dnb.ddb.de abrufbar.

Titel der englischen Originalausgabe:
Arthritis Q & A

© Dorling Kindersley Limited, London, 2007
Ein Unternehmen der Penguin-Gruppe

© der deutschsprachigen Ausgabe by
Dorling Kindersley Verlag GmbH, München, 2008
Alle deutschsprachigen Rechte vorbehalten

Übersetzung Dr. Doortje Cramer-Scharnagl, Dr. Martina Häusler
Redaktion Dr. Doortje Cramer-Scharnagl

ISBN: 978-3-8310-1238-1

Printed and bound in China by Hung Hing

Besuchen Sie uns im Internet
www.dk.com

Hinweis
Die Informationen und Ratschläge in diesem Buch sind von den Autoren und vom Verlag sorgfältig erwogen und geprüft, dennoch kann eine Garantie nicht übernommen werden.
Eine Haftung der Autoren bzw. des Verlags und seiner Beauftragten für Personen-, Sach- und Vermögensschäden ist ausgeschlossen.

Vorwort

Rund neun Millionen Deutsche leiden an Rheuma. Die zwei am weitesten verbreiteten Mythen in Bezug auf diese Krankheit sind: Rheuma betrifft nur ältere Menschen und – man kann nichts dagegen tun. Beide Aussagen sind falsch.

Es gibt ungefähr 200 Erkrankungen des rheumatischen Formenkreises – in ganz unterschiedlichen Ausprägungen. Zudem können Angehörige aller Altersgruppen (auch Kinder) an Rheuma erkranken.

Eine rheumatische Erkrankung wirkt sich bei jedem Betroffenen anders aus, aber es gibt auf jeden Fall Behandlungsmöglichkeiten. Diese sind entscheidend für die Lebensqualität der Patienten. Dieses Buch gibt Antworten auf die häufigsten Fragen zum Thema Rheuma – von den neuesten Therapieverfahren bis zu effektiven Selbsthilfemaßnahmen wie gesunde Ernährung und körperliche Betätigung.

Als Deutsche Rheuma-Liga begrüßen wir daher das Erscheinen dieses Ratgebers für rheumakranke Menschen. Wir wünschen Ihnen viel Freude beim Lesen und viel Erfolg bei der Umsetzung der zahlreichen nützlichen Tipps.

Deutsche Rheuma-Liga Bundesverband e.V.

Inhalt

Hauptarten von Rheuma

Weitere rheumatische Erkrankungen

Diagnose und Behandlung

Medikamente

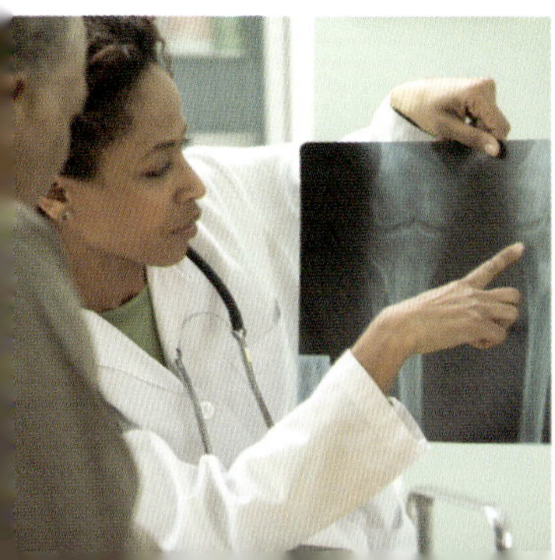
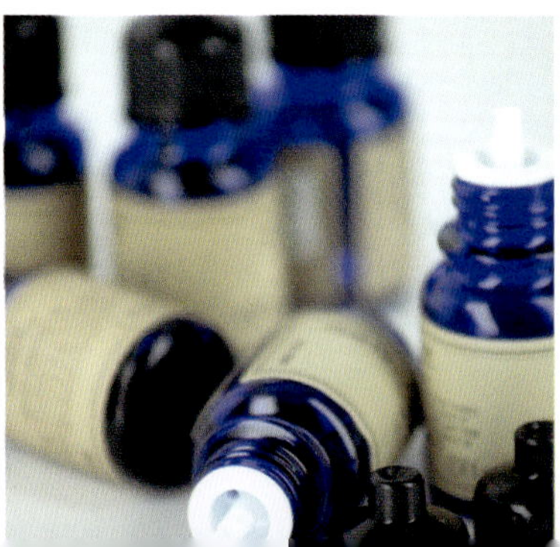
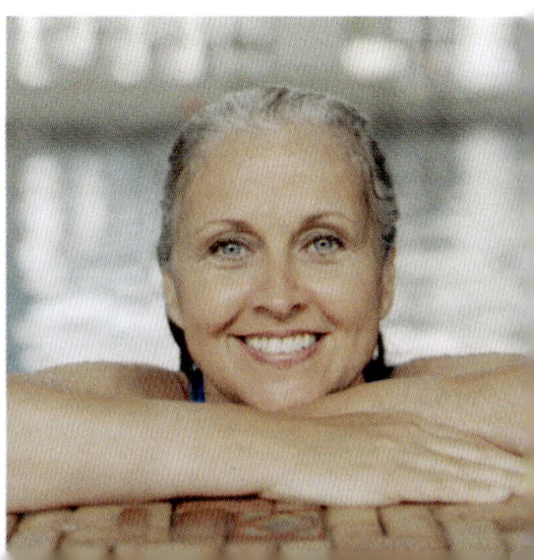

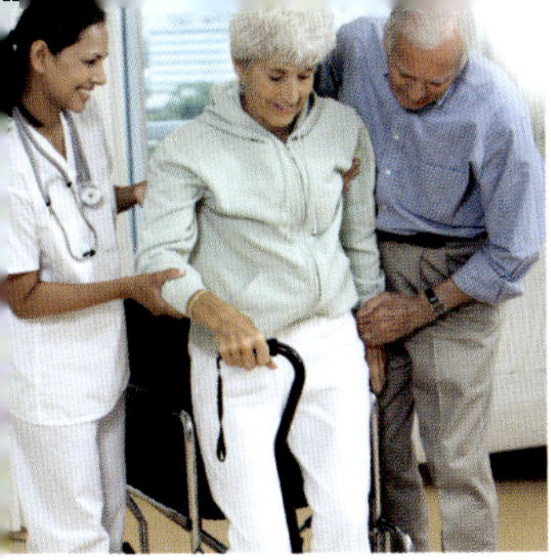

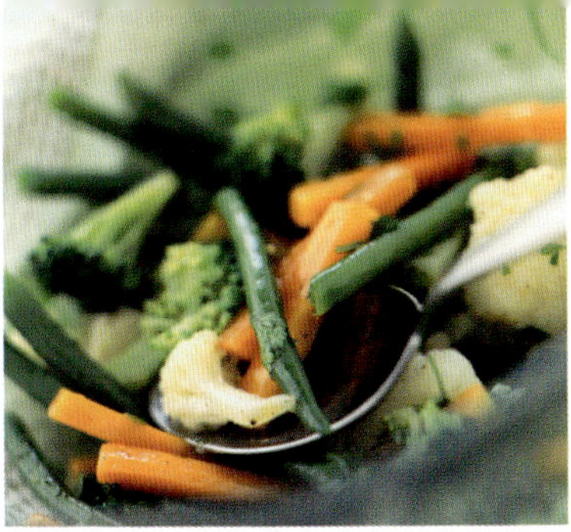

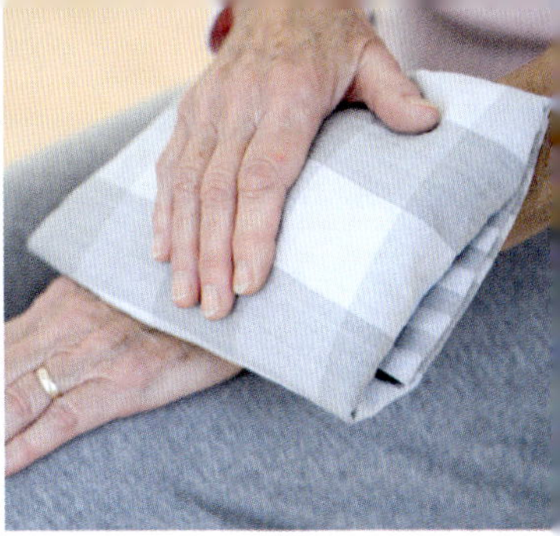

Chirurgische Behandlung

Mit Rheuma leben

Essen und Trinken

Körperliche Betätigung

Rheuma bei Kindern

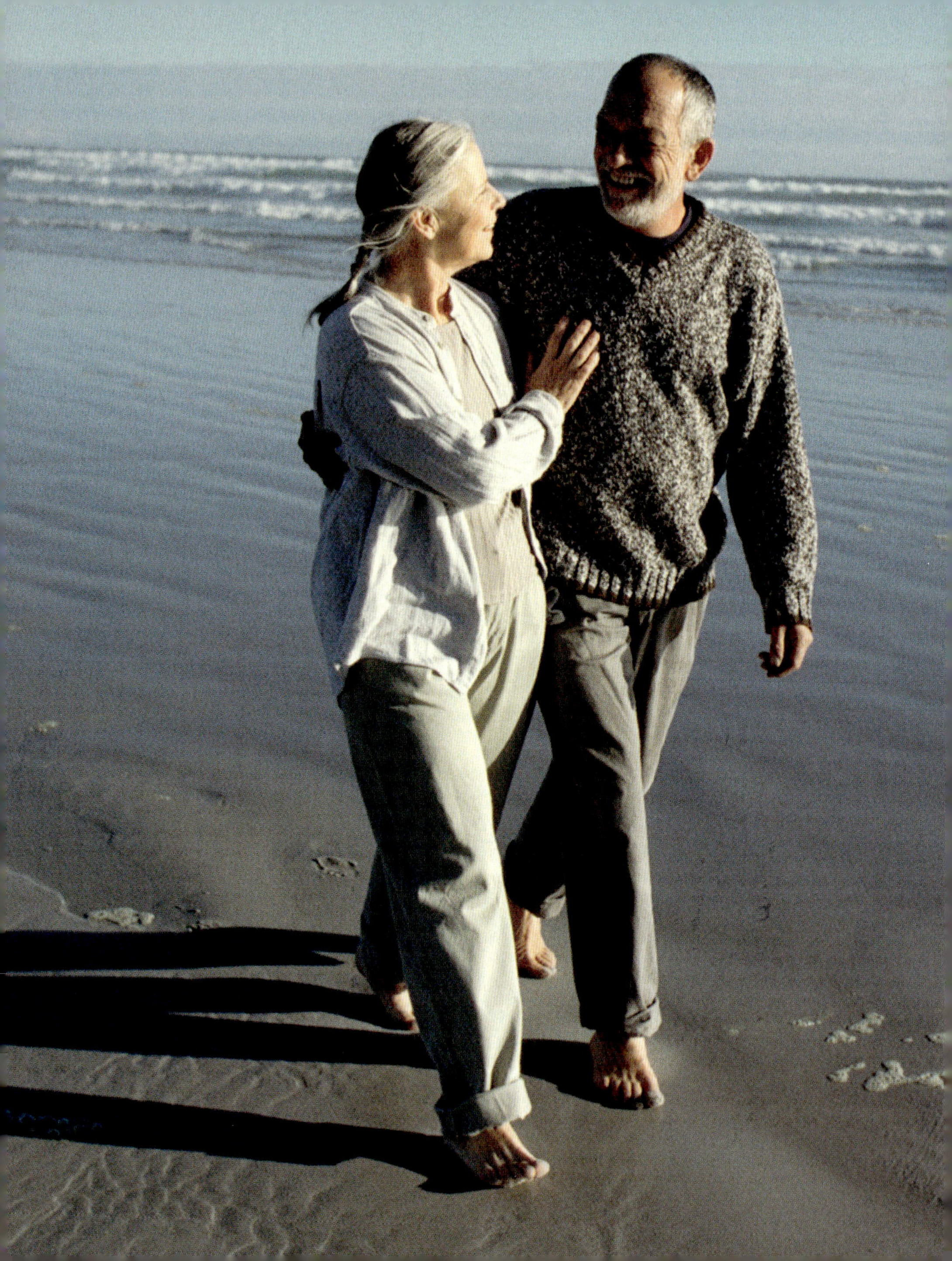

Hauptarten von Rheuma

Rheuma ist weitverbreitet: Man unterscheidet etwa 200 verschiedene Arten, die sich in drei Hauptgruppen unterteilen lassen: entzündliche rheumatische Erkrankungen wie Rheumatoide Arthritis und Gicht, nicht entzündliche Erkrankungen, z. B. Fibromyalgie Arthrose und Bänderrisse, sowie generalisierte Autoimmunerkrankungen wie Lupus erythematodes.

Rheuma verstehen

Ⓕ Was ist Rheuma?

Unter Rheuma versteht man eine Vielzahl von Krankheitsbildern, die zu einer Erkrankung der Gelenke führen. Alle Altersgruppen können davon betroffen sein. Für die Entstehung kommen diverse Gründe infrage: Gelenkverschleiß, chronische Entzündung der das Gelenk umgebenden Weichteile, genetische Disposition, die Ansammlung von Kristallen um ein Gelenk oder eine Gelenkentzündung. Die Ursachen vieler rheumatischer Erkrankungen sind noch nicht ganz geklärt.

Ⓕ Welche Herausforderungen muss man mit Rheuma bewältigen?

Betroffene sehen sich oft Schwierigkeiten gegenüber, die die Lebensqualität beeinträchtigen, doch viele davon lassen sich überwinden. Bewegungen werden durch Schmerz und Entzündung unmittelbar erschwert. Die fortschreitende Schädigung der Gelenke führt zu einer Schwächung der Muskeln und auch damit zu Bewegungseinschränkungen. Chronischer Schmerz zermürbt die Patienten und führt dazu, dass sie weniger aktiv sind. Auch die Behandlung und mit der Krankheit verbundene Krankheitsbilder können das Leben beeinflussen.

Ⓕ Was sind die wesentlichen Merkmale von Rheuma?

Es gibt zwei Hauptmerkmale: Gelenkschmerzen und Entzündungen. Einige Rheumapatienten haben nur Gelenkschmerzen, die meisten leiden unter beidem. Das wesentliche Merkmal von Rheuma ist jedoch die Entzündung, sie verursacht die Schmerzen und Schwellungen. Die Betroffenen leiden zudem häufig an Gelenksteifigkeit. Je nach Art, Ausmaß und Schwere der Erkankung sind die Symptome sehr unterschiedlich.

Ⓕ Haben alle Rheumapatienten die gleichen Schmerzen?

Nein, das subjektive Schmerzempfinden bei Rheuma unterscheidet sich von Patient zu Patient erheblich. Betroffene suchen in der Regel ärztliche Hilfe zur Behandlung und Linderung der Gelenkschmerzen. Im Gegensatz zu vielen anderen Schmerzarten kann der Rheumaschmerz chronisch sein, d.h. er ist fast immer da und hält lange Zeit an. Chronische Schmerzen führen oft zu weiteren Beschwerden, wie z. B. Depressionen.

Ⓕ Lässt die Art des Schmerzes auf eine bestimmte rheumatische Erkrankung schließen?

In der Regel nicht. Entzündete Gelenke sind sowohl in Ruhe als auch in Bewegung schmerzhaft. Der Schmerz geht gewöhnlich mit einem druckempfindlichen Gelenk einher. Je ausgeprägter die Erkrankung, desto größer die Zahl der druckempfindlichen Gelenke. Wie viele Gelenke druckempfindlich sind, ist außerdem ein wichtiger Hinweis auf den Schweregrad der Erkrankung.

Ⓕ Warum macht die Krankheit mich so müde?

Ein charakteristisches Merkmal ist das Gefühl unerträglicher Erschöpfung. Sie steht in engem Zusammenhang mit den bei Rheuma weit verbreiteten Schmerzen und der depressiven Stimmung. Ursache für die Erschöpfung sind Schlafstörungen, Muskelschwäche sowie ein Krankheitsprozess, der sich auf Körper und Geist auswirkt.

Ⓕ Wird das Rheuma auch mein Selbstbild verändern?

Das ist ein sehr vielschichtiges Thema. Unser Aussehen ist für uns alle sehr wichtig. Auf die Dauer beeinträchtigt die Erkrankung sowohl das Selbstbild als auch das tatsächliche Aussehen und führt dadurch zu einer veränderten Selbstwahrnehmung. Das Ausmaß dieser Veränderung ist schwer zu quantifizieren, denn es handelt sich dabei in erster Linie um eine Beeinträchtigung der Lebensqualität, weniger um klar abzugrenzende Beschwerden.

Ⓕ Was ist überhaupt eine Entzündung?

Eine Entzündung ist die erste Reaktion unseres Immunsystems auf eine Infektion oder eine Reizung. Der Blutfluss zum Gelenk wird verstärkt. Die Blutgefäße mit Strömungsrichtung vom Gelenk weg erweitern sich. Diejenigen, die zum Gelenk führen, werden verengt. Das führt zu einer Schwellung des entzündeten Gelenks. Es kommt zu einer erhöhten Konzentration weißer Blutkörperchen, die eine Reihe aktiver Substanzen in das entzündete Gelenk abgeben. Die Gewebsschwellung und die aktiven Substanzen aus den weißen Blutkörperchen führen gemeinsam dazu, dass das Gelenk schmerzt.

SYMPTOME ZUORDNEN

Schmerz, Entzündung, Schwellung und Steifigkeit sind die vier Symptome, auf die die Ärzte bei der Diagnose achten. Manchmal sind diese Symptome von weiteren Merkmalen begleitet, wie z. B. Funktionsverlust und einem Gefühl unerträglicher Erschöpfung, oder von allgemeinen Symptomen, die den ganzen Körper betreffen.

SYMPTOME	DAS BEDEUTEN SIE
Schmerz	Ein Symptom bei allen Rheumaformen – er kann ein oder mehrere Gelenke betreffen, unterschiedlich stark sein und ist meist chronisch.
Entzündung	Entzündung ist ein Symptom der verschiedenen Formen der Arthritis und kann auch bei Arthrose auftreten.
Schwellung	Entweder schwillt die Gelenkinnenhaut an oder es fließt Flüssigkeit in das Gelenk. Meist ein Zeichen für eine Arthritis.
Steifigkeit	Morgensteifigkeit, die mehr als eine Stunde anhält, weist normalerweise auf eine Arthtritis hin. Steifigkeit nach Bewegung ist sehr oft ein Zeichen für Arthrose.

Ⓕ Welche Gelenke sind betroffen?

Bei Rheuma sind v. a. Hand- und Fußgelenke sowie Knie- und Hüftgelenke betroffen, doch auch andere Gelenke können beteiligt sein. Die Funktion der schmerzhaften, geschwollenen und steifen Gelenke ist eingeschränkt. Eine anhaltende Entzündung kann das Gelenk schädigen. Ab einem gewissen Stadium sind die Schäden irreparabel und das Aussehen der Gelenke verändert sich stark. Im Frühstadium unterscheiden sich die verschiedenen Formen und die betroffenen Gelenke, doch im Allgemeinen führt die Schädigung letztendlich zu Arthrose (siehe S. 17) und Gelenkversagen.

Ⓕ Werden nur die Gelenke von der Krankheit befallen?

Die Knorpel- und Gelenkschädigungen sind mit Schäden an den Sehnen und am Weichteilgewebe um die Gelenke verbunden. Anfangs ist dies meist nicht so offensichtlich. Viele – aber nicht alle! – Formen von Rheuma, besonders die Rheumatoide Arthritis, beeinträchtigen das gesamte Körpersystem und gehen einher mit Veränderungen der Haut oder innerer Organe. Manchmal sind sogar die Augen mit betroffen. Arthrose hingegen hat keine Auswirkungen auf innere Organe.

Ⓕ Wer erkrankt an Rheuma?

Jeder kann daran erkranken. Die Krankheit kann bei Frauen und Männern in jedem Lebensalter auftreten, ja sogar im Kleinkindalter (siehe S. 177–183). Niemand weiß genau, warum manche Menschen betroffen sind, andere jedoch nicht. Es gibt aber bestimmte Risikofaktoren. Rheuma haben hauptsächlich Menschen fortgeschrittenen Alters: Rund 60 Prozent der über 85-Jährigen sind von den unterschiedlichen Rheumaformen betroffen. Erkranken jüngere Menschen, verschlimmert sich das Leiden mit der Zeit und hat langfristige Auswirkungen.

Gelenkformen

Gelenke sind Körperstellen, an denen Knochen aufeinandertreffen. Einige Gelenke, z. B. die Wirbelgelenke, sind durch Knorpelscheiben miteinander verbunden und erlauben eine gewisse Bewegung; andere, z. B. die Schädelknochen, sind durch fibröses Gewebe miteinander verbunden; sie sind unbeweglich. Meist befindet sich zwischen den beiden Knochen ein Zwischenraum, die Synovialhöhle. Diese sogenannten Synovialgelenke ermöglichen Bewegung und geben mechanischen Halt. Rheuma befällt normalerweise die beweglichen Gelenke.

Alle Synovialgelenke haben eine Gemeinsamkeit: Die Oberfläche der beiden Knochen ist an der Kontaktstelle mit einer dünnen Knorpelschicht bedeckt, der Synovialis. Die tieferen Knorpelschichten können Stöße abdämpfen. Synovialgelenke erlauben je nach Gelenkart eine unterschiedliche Beweglichkeit. Einige, wie z. B. das Handgelenk, können sich zwar in alle Richtungen bewegen, jedoch nicht sehr weit. Beim Scharniergelenk, z. B. dem Ellenbogen, ist die Bewegung zwar weit ausladend, aber nur entlang einer Achse möglich. Kugelgelenke wie die Hüfte bieten in alle Richtungen die größtmögliche Beweglichkeit.

DAS GESUNDE GELENK

Der Knorpel, der die Knochenenden schützt, spielt eine wichtige Rolle für das Gelenk: Er muss glatt, elastisch und widerstandsfähig sein. Die Gelenkflüssigkeit versorgt ihn mit Nährstoffen und filtert die Gewebsschlacken heraus, die bei der Abnutzung der Knorpeloberschichten entstehen. Durch Bewegung des Gelenks wird der Knorpel ständig zusammengepresst und wieder losgelassen, wodurch Nährstoffe in die tieferen Knorpelschichten vordringen und Abfallprodukte entfernt werden können.

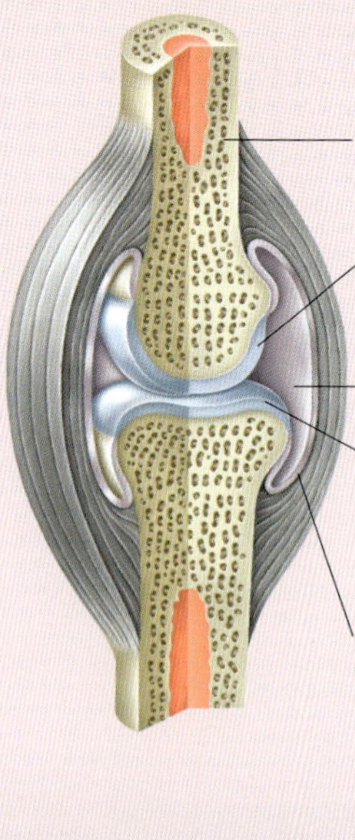

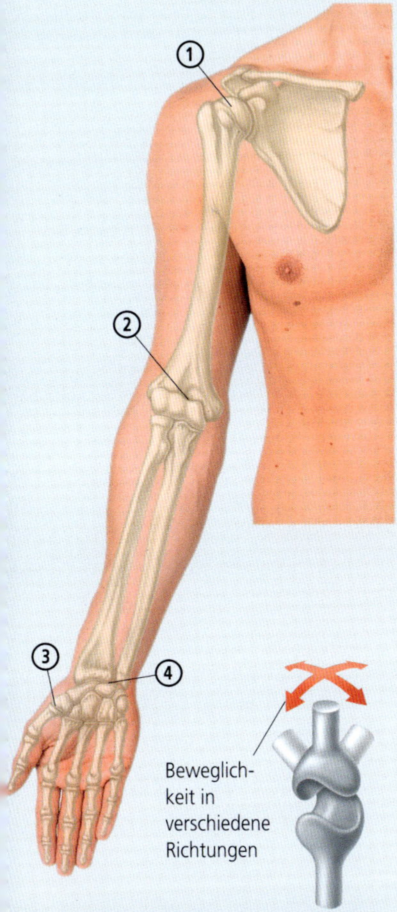

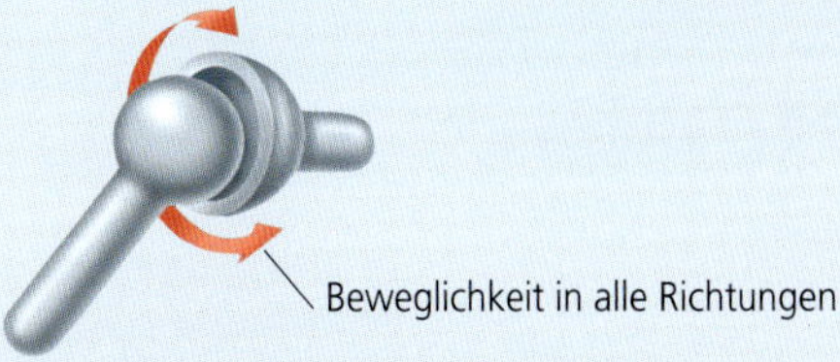

1 **Kugelgelenk** Schulter und Hüfte sind die beiden Kugelgelenke des Körpers. Ein Knochen besitzt ein glattes, kugelförmiges Ende, das in das pfannenförmige Ende des anderen Knochens passt. Dieses Gelenk ist in alle Richtungen beweglich.

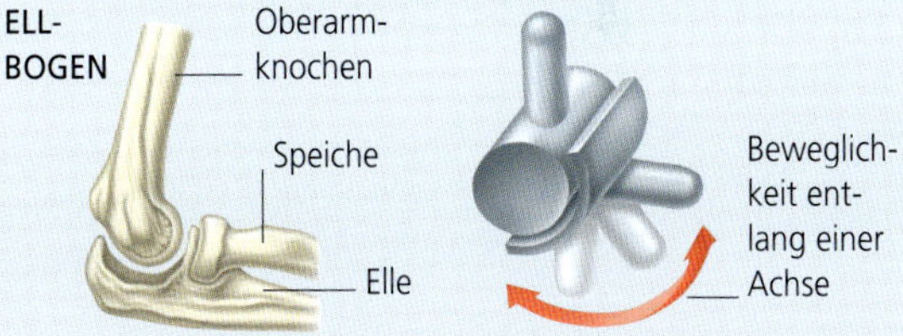

2 **Scharniergelenk** Knie, Ellbogen und Finger haben Scharniergelenke. Die zylinderförmige Oberfläche des einen passt in die Einbuchtung des anderen Knochens. Möglich sind Beugen und Strecken.

3 **Sattelgelenk** Das Daumenwurzelgelenk ist das einzige Sattelgelenk im Körper. Die sattelförmigen Enden von Mittelhandknochen und Großem Vieleckbein treffen rechtwinklig aufeinander. Ergebnis: Beweglichkeit in mehrere Richtungen, leichte Drehbarkeit.

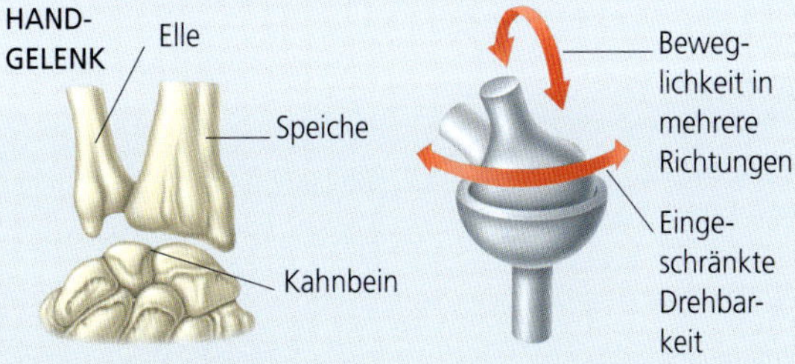

4 **Eigelenk** Beim Handgelenk passt das konvexe Ende des einen genau in das konkave Ende des anderen Knochens. Möglich ist die Bewegung in mehrere Richtungen, aber mit eingeschränkter Drehbarkeit.

Arthrose

Ⓕ Was ist Arthrose?

Die Arthrose wird gewöhnlich als eine degenerative Abnutzungserkrankung von Knorpel und Knochen bestimmter Gelenke angesehen. Bei der Arthrose sind im Gegensatz zur Rheumatoiden Arthritis eher Knorpel und Knochen als Weichteile betroffen. Die Steifigkeit tritt normalerweise nach körperlicher Bewegung auf.

Ⓕ Wie verbreitet ist Arthrose?

Arthrose ist die am weitesten verbreitete Erkrankung des rheumatischen Formenkreises. Rund 5 Mio. Menschen sollen in Deutschland von der Krankheit betroffen sein, aber nur ein Teil von ihnen begibt sich in Behandlung. Viele haben keine Beschwerden, obwohl auf Röntgenbildern typische Arthrosezeichen erkannt werden können. Frauen erkranken häufiger – und oft schwerer – an einer Arthrose, insbesondere der Knie und der Hände.

Ⓕ Was passiert bei Arthrose?

Arthrose entwickelt sich häufig sehr langsam und von Patient zu Patient verschieden. Bei der Arthrose verschleißt die Knorpeloberfläche, sodass die darunter liegenden Knochen immer stärker aneinanderreiben. Im Lauf der Zeit verliert das Gelenk seine normale Form. An den Knochenenden bilden sich häufig Sporne (Osteophyten). Kleine Knorpel- oder Knochenstücke können abbrechen und im Inneren der Gelenkhöhle schwimmen, was zusätzliche Schmerzen und Schäden verursacht.

Ⓕ Welche Gelenke sind am ehesten betroffen?

Es erkranken vor allem die oberen Fingergelenke, das Daumenwurzelgelenk, die Knie und die Hüftgelenke. Im Grunde können aber alle Gelenke betroffen sein.

Ⓕ **Erkranken immer mehrere Gelenke gleichzeitig?**

Nein, Arthrose hat man meist nur an einem Gelenk, nur in Ausnahmefällen an mehreren. Am ehesten sind obere Fingergelenke, Daumenwurzelgelenk, Knie und Hüftgelenke betroffen.

GELENKE, AN DENEN ARTHROSE UND RHEUMATOIDE ARTHRITIS AUFTRETEN

Arthrose und Rheumatoide Arthritis betreffen meist nur bestimmte Gelenke, doch prinzipiell können alle Gelenke daran erkranken. Arthrose befällt meist Hüftgelenke, Knie, Hände und Füße. Sie kann auch an den oberen und mittleren Fingergelenken und an der Handwurzel auftreten. Rheumatoide Arthritis kann an fast allen Gelenken auftreten; die Krankheit ist von Mensch zu Mensch sehr unterschiedlich. Häufig sind Hände und Füße (v. a. Fingerknöchel und -mittelgelenke) betroffen sowie Handgelenke, Knöchel, Schultern und Knie; Ellbogen, Kiefer, Halsknochen und Kreuz erkranken dagegen nur selten.

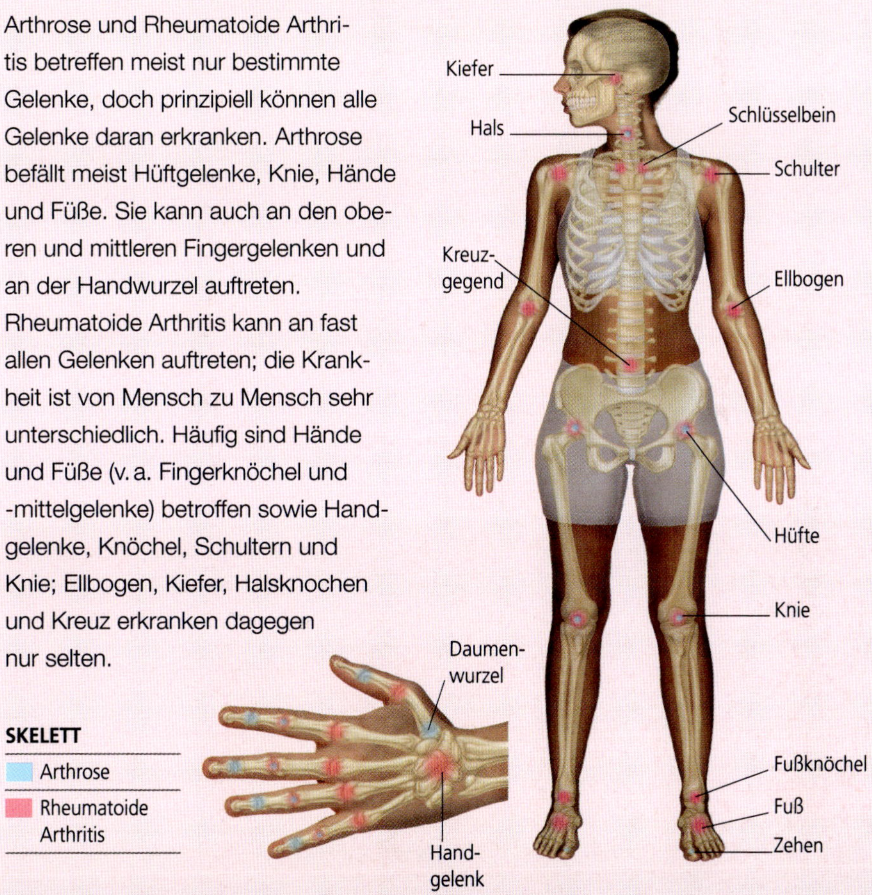

Ⓕ Kann man Arthrose in jedem Alter bekommen?

Der Hauptrisikofaktor für Arthrose ist das Alter, aber auch junge Menschen können eine Arthrose entwickeln, z. B. nach einer Verletzung. Arthrose tritt meist nach dem 45. Lebensjahr erstmals auf und nimmt dann stetig zu. Kniegelenkarthrosen sind weiter verbreitet als Hüftgelenkarthrosen. Zehn bis 20 Prozent der über 65-Jährigen leiden unter Knie- oder Hüftgelenkarthrose – ein Hauptgrund für Schmerzen und Behinderungen im Alter. Mit steigendem Lebensalter nimmt die Häufigkeit zu, weil die Muskeln schwächer werden und der Körper abgenutztes Gewebe nicht mehr so leicht reparieren kann.

Ⓕ Spielt genetische Veranlagung eine Rolle bei der Arthrose?

Das Vorhandensein bestimmter Gene spielt eine Rolle in der verbreiteten Form der Fingerpolyarthrose, die insbesondere die Hände von Frauen mittleren Alters befällt. Auch bei der Arthrose der Kniegelenke und Hüfte spielt die Vererbung eine Rolle. Selbst die allgemeine Arthrose hat wahrscheinlich eine genetische Ursache.

Ⓕ Ich habe Übergewicht – ist mein Risiko, später an Arthrose zu erkranken, dann größer?

Menschen, deren Gewicht mehr als 25 Prozent über dem Normalgewicht liegt, haben ein wesentlich höheres Risiko an Arthrose zu erkranken, besonders im Kniegelenk.
Bei übergewichtigen Menschen ist außerdem die Gefahr größer, dass sich eine bestehende Arthrose verschlimmert. Die Ursachen dafür sind vielfältig: Erstens ist durch das Körpergewicht der Druck auf die Gelenke, vor allem die Kniegelenke, erhöht. Zweitens kann das Fettgewebe das hormonelle Gleichgewicht beeinträchtigen, was auch Auswirkungen auf Knorpel und Knochengewebe haben kann. Und drittens ist das Verletzungsrisiko von Übergewichtigen höher, weil sie meist schwächere Muskeln haben und weniger fit sind als Normalgewichtige.

Ⓕ **In meinem Beruf muss ich körperlich hart arbeiten. Erhöht das mein Arthroserisiko?**

Wahrscheinlich ja. Berufe, die mit wiederholtem Beugen der Knie bzw. einem erhöhten Risiko für Kniegelenkverletzungen, insbesondere wiederholte Verletzungen, einhergehen, können zu Arthrose führen. Beispiele sind Berufe in der Holzwirtschaft, im Baugewerbe und der Landwirtschaft. Auch die Hüften, Handgelenke und Schultern sowie das Kreuz sind anfällig für Überbeanspruchung und wiederholte Verletzungen. Wie Sie diese Risiken verringern, lesen Sie im unten stehenden Kasten.

VERLETZUNGEN VERMEIDEN

Wenn Sie regelmäßig Sport treiben oder wiederholt die gleichen Gelenke belasten, dann können Sie das Risiko für Verletzungen erheblich mindern, wenn Sie diese Hauptregeln beachten:

- Üben Sie eine Sport- oder Bewegungsart aus, die Ihnen gefällt. Wenn Ihnen die Sportart nicht zusagt, erhöht sich das Risiko einer Verletzung deutlich.
- Kaufen Sie die Ausrüstung, die Ihrer Sportart angemessen ist – damit werden Sie am besten zurechtkommen. Abgetragene oder billige Schuhe bzw. Kleidung eignen sich nicht.
- Wärmen Sie sich vor Beginn der Aktivität auf (warm-up) und kühlen Sie sich danach ab (cool-down).
- Kräftigen Sie die Muskeln um das Gelenk herum.
- Vermeiden Sie einseitige Beanspruchung. Versuchen Sie unterschiedliche Muskeln und Gelenke zu trainieren.
- Achten Sie auf Überbeanspruchungen im Körper. Wenn Sie Schmerzen empfinden, hören Sie sofort auf.
- Eine Verletzung dürfen Sie nicht ignorieren oder davon ausgehen, dass am nächsten Morgen alles wieder in Ordnung ist. Gehen Sie zum Arzt, so dass die Verletzung richtig ausheilen kann.

Ⓕ **Ich treibe regelmäßig Sport. Bedeutet das, dass ich später eher an Arthrose erkranken werde?**

Das ist möglich. Wie hoch die Wahrscheinlichkeit ist, hängt davon ab, ob Gelenke überbeansprucht werden, ob es schwere oder häufige Verletzungen gibt und wie ausgeprägt Entzündungen sind, die als Folge von Verletzungen entstehen. Wiederholte Verletzungen bergen ein Risiko für zukünftige Probleme. Ein Beispiel ist die Kniearthrose, die häufig bei Profifußballern auftritt, von denen viele später eine Kniegelenkprothese erhalten.

Ⓕ **Letzten Winter habe ich mich beim Skifahren am Knie verletzt. Erhöht das mein Arthroserisiko?**

Ja, das ist möglich, insbesondere, wenn auch der Knorpel verletzt war. Wenn Sie zudem wieder Sport betrieben haben, bevor die Verletzung ausgeheilt war, ist die Wahrscheinlichkeit, an Arthrose zu erkranken, noch größer – man kann jedoch nicht vorhersagen, wann die Krankheit auftreten wird.

Ⓕ **Ist es wahr, dass eine schwere Verletzung oder eine Operation am Gelenk Arthrose auslösen kann?**

Ja. Eine schwere Gelenksverletzung oder eine Gelenkoperation kann später dort zu einer Arthrose führen. Jede starke oder wiederholte Belastung kann das Gelenk schädigen und so für Arthrose anfälliger machen. Auch wenn Sie das Gelenk belasten, bevor eine Verletzung ganz ausgeheilt ist, kann sich eine Arthrose entwickeln.

Ⓕ **Ich bin Ende vierzig und stehe kurz vor den Wechseljahren. Wie steht es mit meinem Arthroserisiko?**

Nach den Wechseljahren verändert sich der Körper einer Frau auf vielfältige Weise, da die Eierstöcke die Produktion der Hormone Östrogen und Progesteron einstellen. Eine der vielen Folgen dieser hormonellen Umstellung ist das erhöhte Risiko, an Arthrose, vor allem der Knie und Hände zu erkranken. Daher tritt die Arthrose bei Frauen zwischen Ende vierzig und Anfang fünfzig viel häufiger auf als bei Männern. Nach der Menopause tragen Frauen zudem ein erhöhtes Risiko für Osteoporose.

Ⓕ Gibt es Menschen, die besonders anfällig für Kniearthrose sind?

Eine Kniearthrose betrifft meist Menschen Ende fünfzig bis Anfang siebzig. Frauen erkranken häufiger daran; dabei sind meist beide Knie befallen. Bei Übergewicht, Arthrose eines weiteren Gelenks, bei früherer Sportverletzung oder nach Knieoperation, insbesondere Knorpelentfernung, ist die Wahrscheinlichkeit, an Arthrose des Knies zu erkranken, noch größer. Häufig gibt es jedoch keine eindeutige Ursache. Der Schmerz macht sich meist an der Vorderseite und den Seiten des Knies bemerkbar. Im Verlauf der Krankheit kann es zu gebeugten und deformierten Knien kommen.

Ⓕ Welche Risikogruppen gibt es bei der Hüftgelenkarthrose?

Arthrose der Hüfte tritt bei Männern und Frauen gleich häufig auf. Die Krankheit kann schon mit Mitte vierzig einsetzen, beginnt jedoch üblicherweise erst später. Es können eine oder beide Hüftgelenke betroffen sein. Manche Hüftprobleme, die schon bei der Geburt vorhanden waren oder sich während der Kindheit herausbildeten, können zu Arthrose führen. Einige Menschen haben kleinere Verformungen im Körperbau und sind daher für Arthrose besonders anfällig. Manchmal ist z. B. die Hüftpfanne, in der der Kopf des Oberschenkelknochens liegt, nicht optimal entwickelt.

Ⓕ Wen betrifft die Arthrose an den Händen am häufigsten?

Diese Erkrankung tritt meist bei Frauen auf und beginnt mit Ende vierzig bzw. Anfang fünfzig, häufig in der Menopause. Betroffen sind vor allem das Daumenwurzelgelenk sowie die Gelenke der Fingerspitzen. Die Finger werden durch die Arthrose zwar knotig und manchmal auch leicht verkrümmt, doch sie sind weiterhin funktionstüchtig, und es kommt nur selten zu Spätfolgen.

Mythos »Nasskaltes Wetter verschlimmert die Arthrose.«

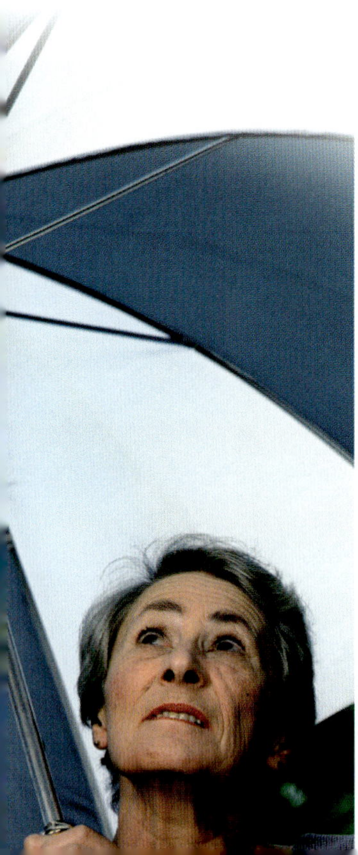

Wahrheit Feuchtkaltes Wetter kann die Gelenke beeinträchtigen, es gibt jedoch keine Beweise für eine Verschlimmerung der Arthrose. Besonders bei kaltem Wetter ist die Durchblutung der Hände und Füße oft schlechter, und das bewirkt, dass sie sich steif anfühlen. Häufig glauben die Patienten, der Umzug in eine warmes, trockenes Klima würde Besserung bringen. In wärmeren Regionen kommt Arthrose jedoch genauso häufig vor wie in kälteren.

Ⓕ Was ist Fingerpolyarthrose?

Die Fingerpolyarthrose betrifft die Fingergelenke. Sie sind geschwollen und, insbesondere zu Anfang, schmerzempfindlich. Später entwickeln sich feste, knochige, knotige Schwellungen. Gelegentlich bilden sich ähnliche Schwellungen in den Mittelfingergelenken.

Ⓕ Werde ich trotz Arthrose mobil und beweglich bleiben können?

Das hängt oft von der Tageszeit ab, denn Schmerz und Bewegungseinschränkungen treten morgens und nach Belastung am häufigsten auf. Auch Ihre Kondition spielt eine Rolle. Schmerz und Steifigkeit beeinträchtigen die Beweglichkeit der betrofffenen Gelenke, und bei Hüft- oder Kniegelenkarthrose ist die Mobilität eingeschränkt.

Ⓕ Welche Behandlung benötige ich gegen die Arthrose?

Im Frühstadium ist es wichtig, die Muskulatur um das erkrankte Gelenk zu stärken. Der Arzt wird Ihnen wahrscheinlich Schmerzmittel verschreiben und danach NSAR einsetzen, wenn die Schmerzmittel alleine nicht ausreichen oder entzündliche Episoden auftreten. Auch Glucosamin und Chondroitin (siehe S. 152), intraartikuläre Injektionen und örtlich aufzutragende Hautreizmittel können hilfreich sein (siehe S. 81). Schreitet die Arthrose an einem Gelenk sehr rasch fort, empfiehlt sich oft ein chirurgischer Gelenkersatz (meist sehr erfolgreich), bevor der Schaden an einem Gelenk die anderen Gelenke zu sehr belastet und sich das Problem ausweitet.

Ⓕ Auf was muss ich mich mit Arthrose langfristig gefasst machen?

Eine leichte Arthrose muss nicht unbedingt schlimmer werden, sie kann für den Rest des Lebens relativ stabil bleiben. Vielleicht ist Ihre Mobilität in späteren Jahren ähnlich eingeschränkt, wie es durch den normalen Alterungsprozess geschieht. Symptome wie Steifigkeit und Schmerz verändern sich auch oft im Laufe des Tages.

Rheumatoide Arthritis

Ⓕ Was ist Rheumatoide Arthritis?

Bei der Rheumatoiden Arthritis (chronischen Polyarthritis) sind mehrere Gelenke chronisch entzündet. Mit der Zeit führt sie zu irreversiblen Gelenkschäden. Die Ursache ist zwar nicht bekannt, man vermutet aber, dass es sich um eine Autoimmunkrankheit handelt, d. h. der Körper versucht, körpereigene Strukturen zu bekämpfen. Im deutschsprachigen Raum leidet etwa ein Prozent der Menschen an der Krankheit. Damit stellt sie die häufigste Form entzündlicher rheumatischer Erkrankungen dar.

Ⓕ Welche Risikofaktoren gibt es?

Geschlecht, genetische Veranlagung und Alter sind die wichtigsten Risikofaktoren. Weitere Faktoren sind Rauchen, Fettleibigkeit, frühere Bluttransfusionen sowie eine verkürzte Periode der Fruchtbarkeit bei Frauen mit niedrigem Sexualhormonspiegel.

Ⓕ Was geschieht bei der Rheumatoiden Arthritis?

Die Innenhaut eines oder mehrerer Gelenke entzündet sich und verursacht Schmerzen und Schwellungen. Eine Gelenksteifigkeit tritt meist morgens für ein bis zwei Stunden auf, sie kann in schweren Fällen aber auch den ganzen Tag anhalten. Die Entzündung breitet sich auf die Sehnenscheiden aus. Mit der Zeit führt das zu irreversiblen Gelenkschäden. Es kommt zu Schwellungen, Deformierungen und Gelenkversagen. Durch den Mangel an Beanspruchung und als Folge der allgemeinen Entzündung werden die Muskeln schwächer.

Ⓕ Was sind die ersten Symptome der Rheumatoiden Arthritis?

Die Rheumatoide Arthritis beginnt unterschiedlich. Meist setzt sie langsam ein, mit in Schüben verlaufenden Schmerzen und Schwellungen einiger Gelenke, vor allem der Finger, Handgelenke und Füße. Bei etwa 20 Prozent der Patienten beginnt die Krankheit plötzlich: Von heute auf morgen kommt es zu geschwollenen, schmerzhaften und steifen Gelenken. Manchmal sind die ersten Symptome eher untypisch; z. B. an nur einem Gelenk. Bei anderen tritt die Krankheit über Jahre hinweg immer wieder auf, bis sie schließlich dauerhaft besteht. Manchmal beginnt sie mit Schmerzen und Steifigkeit in der Schulterregion und ähnelt dabei einer Krankheit namens Polymyalgia rheumatica (siehe S. 42).

Ⓕ Wie sieht der typische Verlauf der Krankheit aus?

Das ist ganz verschieden. Einige Menschen sind nur leicht erkrankt, haben wenige Probleme und können ein normales Leben führen. Bei anderen verschwindet die Krankheit dauerhaft, ohne wieder neu aufzuflammen, oder es wechseln sich Phasen heftiger Entzündungsaktivität mit kurzen, fast beschwerdefreien Phasen ab. Viele Menschen leiden an chronischer Arthritis, d. h. die Krankheit besteht fortwährend, mit zwischenzeitlich heftigen Schüben. Bei einigen Menschen ist sie trotz unterschiedlicher Therapieversuche dauerhaft schwer ausgeprägt.

Ⓕ Werde ich durch die Krankheit körperbehindert sein?

Entzündungen und Gelenkschäden führen zu einer Behinderung. Deren Ausmaß ist abhängig von der Dauer der Erkrankung und variiert, je nachdem, in welcher Weise die Gelenke betroffen sind. Manche Patienten können nicht einmal mehr alltägliche Dinge verrichten. Die Behinderung hat auch psychische und soziale Folgen. Einige Betroffene müssen ihre Arbeit aufgeben.

Ⓕ **Kann ich in jedem Alter an Rheumatoider Arthritis erkranken?**

Die Erkrankung kann in jedem Alter beginnen. In früheren Jahren ging man davon aus, dass sie bei jungen Erwachsenen einsetzt, im Alter von 20 bis 45 Jahren. Heute liegt das Durchschnittsalter für Ersterkrankungen aber bei 60 Jahren.

Ⓕ **Sind Frauen eher betroffen als Männer?**

Ja. Fast drei Viertel aller Patienten mit Rheumatoider Arthritis sind Frauen. Neue Studien haben ergeben, dass pro 100 000 Menschen jährlich 36 Frauen und 14 Männer erstmals an Rheumatoider Arthritis erkranken. Dass vornehmlich Frauen betroffen sind, liegt ganz wesentlich daran, dass die Mechanismen der sogenannten angeborenen Immunität bei der Erkrankung eine große Rolle spielen. Die meisten Krankheiten, bei denen das der Fall ist, kommen bei Frauen dreimal häufiger vor als bei Männern. Besonders nach der Menopause, wenn die Eierstöcke ihre Produktion einstellen, sind Frauen anfällig für Rheumatoide Arthritis, da ihr Östrogen- und Progesteronspiegel dann stark abfällt.

Ⓕ **Ich leide unter Rheumatoider Arthritis – ist es wahrscheinlich, dass ich auch Osteoporose bekomme?**

Ja. Frauen, die an Rheumatoider Arthritis erkrankt sind, haben ein höheres Osteoporoserisiko. Dafür gibt es mehrere Gründe. Zum einen halten Entzündung und Schmerzen die Frauen von regelmäßiger Bewegung und Sport ab, was sich negativ auf die Knochendichte auswirkt. Zum anderen können durch die Rheumatoide Arthritis rund um die betroffenen Gelenke Knochenschäden auftreten, was die Knochen für Osteoporose anfällig macht. Und schließlich erhöht auch die Einnahme von Kortikosteroiden (siehe S. 87) gegen die Schmerzen und die Entzündung das Risiko für Ostoeporose deutlich.

Ⓕ Meine Eltern hatten Rheumatoide Arthritis – werde ich ebenfalls daran erkranken?

Die Gene spielen eine wichtige Rolle bei der Entstehung von Rheumatoider Arthritis. Zu fast 60 Prozent ist eine entsprechende Veranlagung genetisch bedingt. Die Krankheit steht in engem Zusammenhang mit dem Vorhandensein eines Proteins, dem HLA-DR4, auf der Oberfläche der weißen Blutkörperchen (Leukozyten).

Ⓕ Ein Bluttest hat ergeben, dass ich das Gen HLA-DR4 aufweise. Bekomme ich dann auf jeden Fall Rheumatoide Arthritis?

Nicht unbedingt. Einige Menschen mit diesem Gen entwickeln die Krankheit nie. Wissenschaftler haben herausgefunden, dass das HLA-DR4 nur bei manchen Menschen mit Rheumatoider Arthritis vorkommt. Es gibt Hinweise darauf, dass bei Menschen, die das HLA-DR4 aufweisen, die Rheumatoide Arthritis stärker ausgeprägt und die Wahrscheinlichkeit von Rheumaknoten und Knochenerosionen in den Gelenken größer ist. Da das Gen Einblicke in die Funktionsweise des Immunsystems erlaubt, glaubten die Wissenschaftler schon, sie stünden kurz vor dem Durchbruch. Bis heute ist es aber nicht gelungen, diese Frage zu klären. Daher gibt es bislang keine Auswirkungen auf die Behandlung der Rheumatoiden Arthritis.

Ⓕ Welche Gelenke erkranken am ehesten an Rheumatoider Arthritis?

Die Rheumatoide Arthritis befällt gewöhnlich mehrere Gelenke, oft – wenn auch nicht immer gleichzeitig – die gleichen Gelenke beider Körperhälften. Welche Regionen betroffen sind, unterscheidet sich von Patient zu Patient; es gibt jedoch Gelenke, die häufiger erkranken als andere. Bei der Hand betrifft die Krankheit meist das Daumenwurzelgelenk, die mittleren Fingergelenke sowie die Knöchel und Handgelenke. Auch die Füße und das Fußgelenk sind oft betroffen, ebenso wie Schultern und Knie. Seltener erkranken Ellenbogen, Kiefer, Nacken- und Kreuzgegend.

Mythos »Rheumatoide Arthritis befällt nur die Gelenke.«

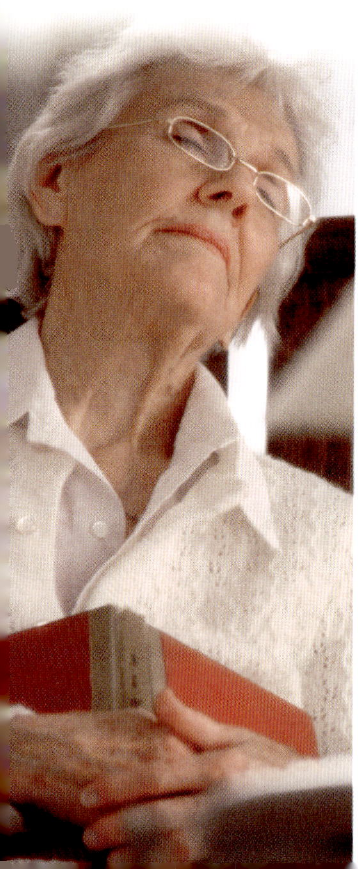

Wahrheit Die Rheumatoide Arthritis befällt auch andere Körperteile. Aufgrund des anhaltenden Drucks auf die Haut entstehen an verschiedenen Körperstellen Rheumaknötchen, zum Beispiel an den Ellbogen. Es kommt zu Augen- und Mundtrockenheit und die Entzündung der Blutgefäße kann die Organe schädigen, die durch sie versorgt werden – unter anderem Herz und Lunge. Die Patienten leiden unter allgemeinem Unwohlsein, erdrückender Müdigkeit und Depressionen.

Ⓕ Mit welchen Medikamenten wird die Rheumatoide Arthritis behandelt?

Kurz nach Einsetzen der Krankheit können NSAR (siehe S. 84) eine gewisse Linderung bringen. Sie maskieren die Symptome, verhindern aber nicht das Fortschreiten der Gelenkschäden. Diese lassen sich am besten von langwirksamen Antirheumatika (DMARDs, siehe S. 90–93) aufhalten. Wenn Sie auf DMARDs nicht ausreichend ansprechen, kommen für Sie eventuell die sogenannten »Biologicals« (siehe S. 93) infrage. Diese relativ neuen Medikamente blockieren den chemischen Botenstoff, der die Rheumatoide Arthritis im Frühstadium verursacht.

Ⓕ Muss ich zur Behandlung ins Krankenhaus?

Die Deutsche Rheuma-Liga empfiehlt, Basis- oder Kombinationstherapien auf jeden Fall nur von ausgewiesenen Rheumatologen verordnen zu lassen, denn es handelt sich um sehr starke Medikamente. Es gibt Hinweise darauf, dass sich die Krankheit weniger stark ausprägt, wenn sie in den ersten sechs Monaten aggressiv angegangen wird, auch wenn es sicherlich zu optimistisch wäre davon auszugehen, dass sie geheilt werden kann. Als letzte Möglichkeit kommt auch eine Operation, wie eine Sehnenrekonstruktion oder ein Gelenkersatz, infrage.

Ⓕ Wie wird die Krankheit mein Alltagsleben beeinflussen?

Die Symptome der Rheumatoiden Arthritis kommen und gehen scheinbar ohne Grund. In akuten Schüben schränken Entzündung, Schwellung, Schmerz und Gelenksteifigkeit die Beweglichkeit ein. Für ältere Menschen mit ihren meist schwächeren Muskeln ist es besonders schwer, damit umzugehen. Durch mangelnde Bewegung nehmen Kraft und Ausdauer immer mehr ab, so dass die Behinderung fortschreitet. Auch durch Stürze und daraus resultierende Knochenbrüche kann die Beweglichkeit weiter eingeschränkt werden.

F Was habe ich langfristig zu erwarten, wenn ich unter Rheumatoider Arthritis leide?

Die Krankheit schreitet auf ganz unterschiedliche Weise fort. Manchmal dauert ein Schub Wochen oder Monate, dann folgen fast beschwerdefreie Phasen, bevor die Symptome wieder aufflammen. In den meisten Fällen kommt es zu einer dauerhaften Gelenkschädigung, deren Grad von Schwere und Häufigkeit der Schübe abhängt. Trotz allem haben Sie gute Chancen, ein weitgehend normales Leben zu führen, denn schwere Behinderungen durch die Krankheit sind selten. Manchmal verschwindet die Krankheit sogar komplett – gewisse Gelenkschäden werden auch dann aber bleiben.

F Wenn mir ein Medikament gut hilft, werde ich es dann mein Leben lang einnehmen müssen?

Eventuell nehmen Sie bereits seit vielen Jahren ein Medikament ein, mit dem Sie Ihre Symptome unter Kontrolle hatten. Bisweilen muss ein Medikament aus Gründen, die nicht mit dem Rheuma zusammenhängen, abgesetzt werden. In der zweiten Lebenshälfte treten vermehrt zusätzliche gesundheitliche Probleme auf. Manchmal werden sie durch Ihre Rheuma-Medikamente schlimmer oder bedürfen einer Behandlung, die zu Wechselwirkungen mit den Medikamenten führt, die Sie einnehmen. Wenn Sie beispielsweise an Bluthochdruck erkranken, sind Steroide problematisch, da diese den Blutdruck erhöhen. Mit einer Nieren- oder Lebererkrankung kommen einige DMARDs nicht mehr infrage, da zu den möglichen Nebenwirkungen Nieren- und Leberschäden zählen. Wenn Sie die Behandlung mit einem Medikament aus irgendeinem Grund abbrechen müssen, wird Ihr Arzt Sie beraten. Gelegentlich sind Medikamente so wichtig, dass Sie sie einnehmen müssen, selbst wenn dadurch die Arthritis wieder schlimmer wird. Es ist alles eine Frage der Balance.

F Wie kommen ältere Menschen mit den Medikamenten gegen Rheumatoide Arthritis zurecht?

Diese Medikamente haben bei älteren Menschen oft eine schädlichere Wirkung, denn der Körper kann mit zunehmendem Alter die Wirkstoffe nicht mehr so gut abbauen. Hinzu kommt, dass ältere Menschen häufig weitere Medikamente gegen andere Krankheiten nehmen und es zu Wechselwirkungen kommt. Daher wird der Arzt eine möglichst niedrige Dosis verschreiben und ältere Patienten auf Nebenwirkungen hin überwachen.

F Erhöht Rheumatoide Arthritis die Wahrscheinlichkeit, langfristig an anderen Krankheiten zu erkranken?

Möglicherweise ja. Untersuchungen haben gezeigt, dass es häufiger zu Herzerkrankungen, Osteoporose, Schlaganfall und Infektionen kommt. Ein Grund dafür mag sein, dass Betroffene nicht uneingeschränkt Sport treiben können. Gelegentlich führen die Medikamente zu Bluthochdruck (ein Risikofaktor für Schlaganfall) oder schwächen das Immunsystem.

LANGFRISTIGE PROBLEME VERMEIDEN

Die Risiken für langfristige Gesundheitsprobleme durch die Rheumatoide Arthritis können Sie in Grenzen halten. Dazu gibt es viele Möglichkeiten:

- Beteiligen Sie sich aktiv an der Behandlung.
- Bleiben Sie körperlich so aktiv wie möglich. Bewegen Sie regelmäßig Muskeln und Gelenke (siehe S.164).
- Ernähren Sie sich ausgewogen (siehe S.146).
- Achten Sie auf ein gesundes Gewicht (siehe S.160).
- Rauchen und trinken Sie nicht übermäßig.
- Halten Sie sich an die Anweisungen Ihres Arztes.
- Lassen Sie sich regelmäßig untersuchen, damit Probleme rechtzeitig behandelt werden können.

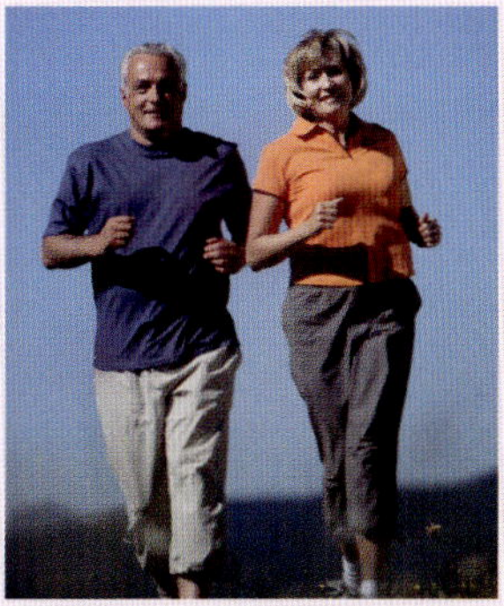

Spondylitis ankylosans

Ⓕ **Was ist Spondylitis ankylosans?**

Diese entzündliche Erkrankung, auch Morbus Bechterew genannt, betrifft v. a. die Wirbelsäule und kann zu einer ausgeprägten Versteifung oder sogar einer Fusion der Wirbelsäule führen. Die Ursache ist unbekannt. Allerdings spielt das Gen HLA-B27 eine Rolle, das bei bis zu 95 Prozent der Betroffenen vorkommt. Die Häufigkeit der Krankheit ist umstritten. Manchen Studien zufolge ist einer von 1000 Erwachsenen betroffen, andere besagen, dass bis zu einem Prozent aller Erwachsenen an einer milden Form der Spondylitis ankylosans leidet.

Ⓕ **Bekommen Männer die Krankheit eher?**

Es sind vor allem Männer zwischen zwanzig und dreißig betroffen. Das Verhältnis von erkrankten Männern und Frauen ist fünf zu eins. Bei Frauen ist die Krankheit weniger stark ausgeprägt.

Ⓕ **Welche Gelenke werden am ehesten von Spondylitis ankylosans befallen?**

Es kommt zu einer Entzündung der kleinen Wirbelgelenke – beginnend bei den Sakroiliakalgelenken, die die Wirbelsäule mit dem Becken verbinden. In den die Gelenke umgebenden Bändern sammeln sich Kalziumsalze an. Nach Abklingen der Entzündung bildet sich neuer Knochen. Die Wirbelsäule wird unbeweglich. In schweren Fällen verwachsen die Wirbel miteinander. Die Gelenke, die die Wirbelsäule mit den Rippen verbinden, können sich entzünden und dadurch die Atmung erschweren.

F Was passiert bei Spondylitis ankylosans?

Anfangssymptome sind Steifigkeit, Kreuzschmerzen und eingeschränkte Beweglichkeit der Wirbelsäule. Die Morgensteifigkeit dauert oft mehrere Stunden an. Manche Patienten verspüren anfangs nur wenig Schmerzen, die mit den Jahren stärker werden. Bei anderen besteht ein Krankheitsgefühl mit Erschöpfung und ggf. Gewichtsverlust. In Verbindung mit der Krankheit kann es zu einer Iritis kommen, einer akuten Augenentzündung, die sofort behandelt werden muss, um Dauerschäden zu verhindern.

F Wird die Krankheit meine Mobilität und Flexibilität beeinflussen?

Die Krankheit kann nachlassen, nur eine geringe Steifigkeit verursachen oder sich verschlimmern. Die Beweglichkeit der Wirbelsäule wird dann weiter eingeschränkt, was zu einer gebückten Haltung, einer gekrümmten Wirbelsäule und einem flachen Brustkorb führt. Eine Arthritis anderer Gelenke, z. B. am Knie, klingt meist von selbst ab. Nur wenige Patienten erkranken an einer progressiven Arthritis, die die Gelenke zerstört.

F Welche Behandlung ist bei Spondylitis ankylosans nötig?

Regelmäßige Bewegung und Physiotherapie bekämpfen die Steifigkeit. Als Medikamente sind am besten DMARDs (siehe S. 90–93) wie Methotrexat, Azathioprin und möglicherweise Leflunomid geeignet. Es mehren sich die Hinweise darauf, dass sogenannte »Biologicals« (siehe S. 93) ebenfalls helfen können. Die Injektion von Goldpräparaten und Cyclosporin sind nur teilweise wirksam.

F Wie sieht die langfristige Prognose der Krankheit aus?

Die Prognose für die meisten Patienten mit Spondylitis ankylosans ist gut. Schwere Behinderungen sind selten, da man der Gelenkversteifung besonders mit regelmäßiger Bewegung und Physiotherapie gut entgegenwirken kann. Meist ist das Alltagsleben nur leicht beeinträchtigt.

Gicht

(F) Was ist Gicht?

Gicht ist eine entzündliche rheumatische Erkrankung mit klarer Ursache – der Ablagerung von Harnsäurekristallen in der Gelenkflüssigkeit. Der Grund ist ein gestörter Purinstoffwechsel. Gicht befällt die Gelenke, besonders das Gelenk des großen Zehs, und ist sehr schmerzhaft. Der Schmerz eines akuten Anfalls ist wohl der schlimmste rheumatische Schmerz überhaupt. Bestimmte Umstände wie hoher Fleischkonsum und exzessiver Alkoholgenuss beeinflussen die Erkrankung.

(F) Wie verbreitet ist Gicht?

Betroffen sind ca. ein bis zwei Prozent der Erwachsenen; die Krankheit tritt meist erstmals in mittleren Jahren auf. Gicht ist bei Männern etwa dreimal häufiger als bei Frauen, die vor der Menopause nur sehr selten daran erkranken.

(F) Was löst Gicht aus?

Gicht kann durch Krankheit, eine Operation, Verletzungen oder eine Stoffwechselstörung ausgelöst werden. Große Gewichtsschwankungen oder plötzliche Ernährungsumstellungen können einen Anfall auslösen. Einem Gichtanfall geht meist eine Periode mit erhöhtem Harnsäurespiegel im Blut voraus.

(F) Was passiert bei einem akuten Gichtanfall?

Ein Gichtanfall ist extrem schmerzhaft. Der Schmerz beginnt plötzlich in einem einzelnen Gelenk, das heiß, rot und sehr berührungsempfindlich ist. Die akute Phase ist in der Regel nach etwa zehn Tagen vorbei, kann sich aber wiederholen. Bei einigen Patienten kommt es immer wieder zu Anfällen; bei anderen ist die Gicht wie die Rheumatoide Arthritis chronisch und führt zu dauerhaften Schäden.

Mein Vater hatte Gicht – bedeutet das ein erhöhtes Risiko für mich?

Nicht unbedingt. Es gibt eine familiäre Veranlagung zur Gicht – das Risiko, sie zu erben, ist aber bei einem zu Alkoholgenuss neigenden Mann wesentlich größer als bei einer Frau, die auf Alkohol verzichtet. Es gibt Anzeichen dafür, dass viele Gichtpatienten eine genetische Veranlagung zu hohem Harnsäurespiegel haben.

Erhöhen Krebs- und Blutdruckmedikamente das Gichtrisiko?

Der Harnsäurespiegel kann durch Medikamente erhöht sein. Bei der Krebsbehandlung werden Zellen zerstört und Purine aus der DNS freigesetzt. Auch Thiaziddiuretika gegen Bluthochdruck, wie z. B. Hydrochlorothiazid, führen zu einem erhöhten Harnsäurespiegel.

Verursacht ein erhöhter Harnsäurespiegel immer Gicht?

Nein; seltsamerweise haben viele Patienten bei einem akuten Gichtanfall keinen erhöhten Harnsäurespiegel. Trotzdem steigt die Wahrscheinlichkeit für einen akuten Gichtanfall mit der Höhe des Harnsäurespiegels.

Wie kommt es zu einem erhöhten Harnsäurespiegel?

Der größte Teil der Harnsäure entsteht im Körper als Abbauprodukt von Purinen und Proteinen. Normalerweise wird die Harnsäure im Urin ausgeschieden. Bei einer Störung des Gleichgewichts zwischen der produzierten und der ausgeschiedenen Menge steigt der Harnsäurespiegel im Blut. Ist er zu hoch, fallen Kristalle aus und konzentrieren sich in den weißen Blutkörperchen in den Gelenken. Das kann zu einer Gelenkentzündung mit lokalem Schmerz führen.

Welche Gelenke sind am ehesten von Gicht betroffen?

Gicht befällt meistens das Gelenk des großen Zehs und verursacht dort den heftigsten Schmerz. Auch andere Gelenke wie die Ellbogen, Knie-, Fuß- und Handgelenke sowie die Hände können betroffen sein.

F Warum sind die Gichtanfälle so schmerzhaft?

Bei Gicht sammeln sich aufgrund eines hohen Harnsäurespiegels im Blut die Harnsäurekristalle in der Gelenkflüssigkeit und der Gelenkkapsel eines oder mehrerer Gelenke an. Diese Kristalle sind scharf, spitz und nadelförmig. Bei einem akuten Gichtanfall, der ohne jede Vorwarnung einsetzen kann, ist der Schmerz oft unerträglich. Das betroffene Gelenk ist rot entzündet und schwillt an.

F Beeinträchtigen die Harnsäurekristalle, die die Gicht auslösen, auch andere Körperregionen?

Die spitzen, nadelförmigen Kristalle sammeln sich auch in anderen Körperteilen an, zum Beispiel unter der Haut, als sogenannte Tophi oder Gichtknoten. Man findet sie meist in den Ohrläppchen, aber auch in den Weichteilen der Hände und Füße. Sogar in den Nieren können sie sich ansammeln, wo es zur Steinbildung und in der Folge zu Nierenversagen kommen kann.

F Muss ich in Zukunft auf rotes Fleisch und Alkohol verzichten?

Das wäre sicher eine gute Idee, vor allem, wenn Ihre Harnsäurewerte häufiger erhöht sind. Ein Teil der Harnsäure, die für das Auftreten von Gicht verantwortlich ist, stammt aus der hohen Zufuhr von Purinen, die zum Beispiel in Linsen, getrockneten Bohnen, Sardinen, Schalentieren und Innereien vorkommen. Auf diese Lebensmittel zu verzichten, kann daher dazu beitragen, den Harnsäurespiegel niedrig zu halten.

F Welche Behandlung benötige ich gegen die Gicht?

Schmerzmittel und entzündungshemmende Medikamente werden zur Behandlung akuter Gichtanfälle eingesetzt. Zur langfristigen Therapie kommen Medikamente zur Regulation des Purinstoffwechsels zur Anwendung, z. B. Allopurinol. Andere Medikamente enthalten Colchicin und Kortikosteroide (siehe S. 87).

Pseudogicht

F Was ist Pseudogicht?

Eine akute Arthritis kann auch durch die Ablagerung von Kalziumpyrophosphatdihydrat-Kristallen in den Gelenken verursacht werden, vor allem im Kniegelenk, seltener im Gelenk des großen Zehs. Diese Krankheit bezeichnet man als Pseudogicht. Pseudogicht befällt im Vergleich zur Gicht mehr Männer und tritt erst später auf. Die Krankheit kann familiär gehäuft vorkommen. Bei einigen Patienten ähneln die Symptome denen der Rheumatoiden Arthritis und Arthrose. Insbesondere bei älteren Menschen kann die Erkrankung symptomlos verlaufen. Bei vielen älteren Patienten mit Arthrose kann Pseudogicht auftreten, wenn es zu Reaktionen zwischen den Kristallen und ihrer Krankheit kommt.

F Woher kommen die Kalziumpyrophosphatdihydrat-Kristalle?

Die genauen Mechanismen sind noch unklar. Eventuell besteht ein Zusammenhang mit anormalem Bindegewebe bzw. Knorpel oder anderen Krankheiten, z. B. Schilddrüsenunterfunktion, Eisenspeicherkrankheit (Hämochromatose) oder Überfunktion der Nebenschilddrüse. Auch nach einer Operation, einer Stoffwechselstörung oder einer Gelenkverletzung kann Pseudogicht auftreten.

F Wie wird Pseudogicht behandelt?

Analgetika und NSAR dienen dazu, Schmerzen, Schwellungen und Steifigkeit zu lindern. Sie helfen jedoch nicht gegen die Gelenkschädigungen selbst. Vielleicht empfiehlt Ihnen Ihr Arzt den Ersatz von Gelenkflüssigkeit oder Injektionen mit Kortikosteroiden, um die Entzündung zu mildern. Wichtig ist auch, die Muskulatur um das betroffene Gelenk regelmäßig zu trainieren.

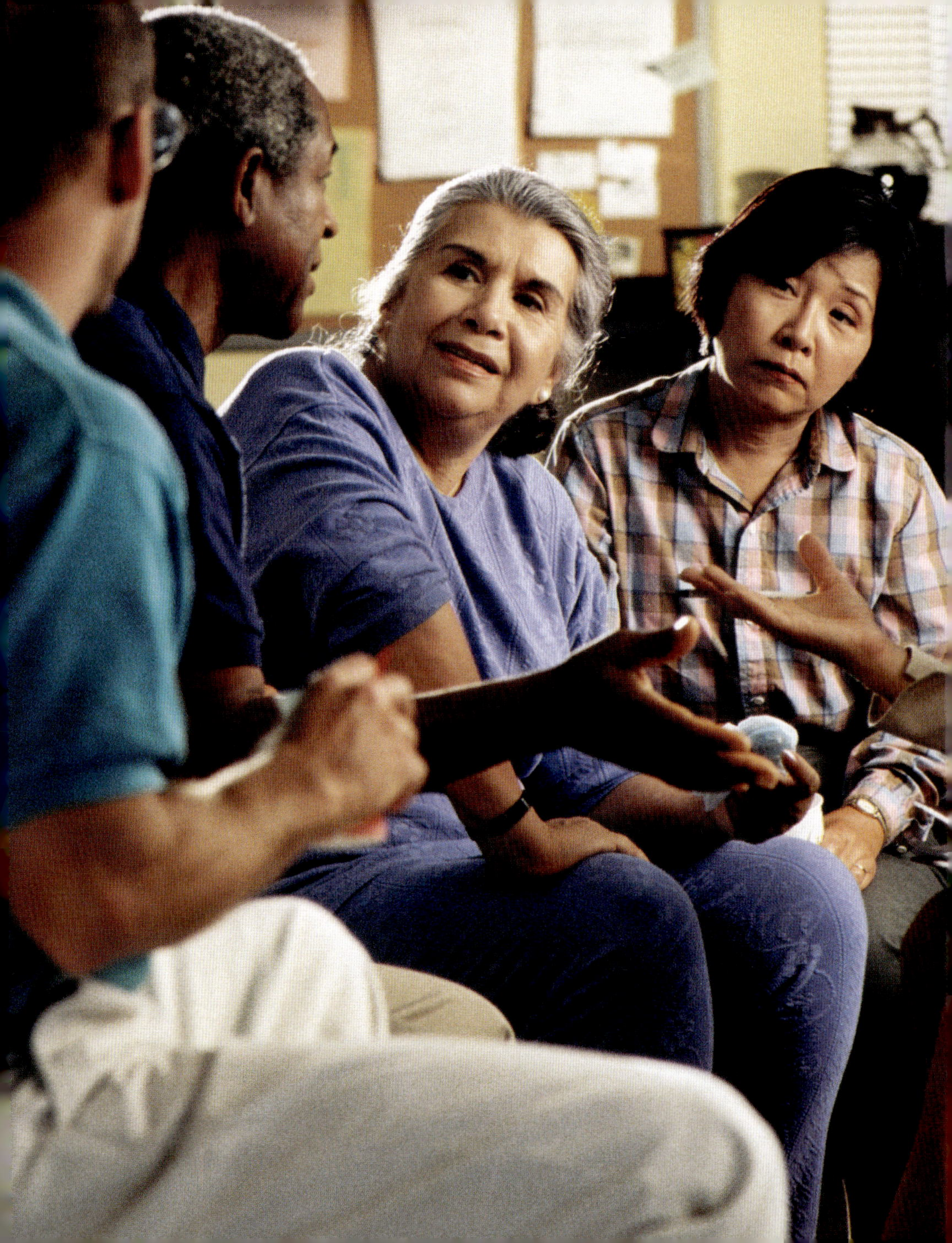

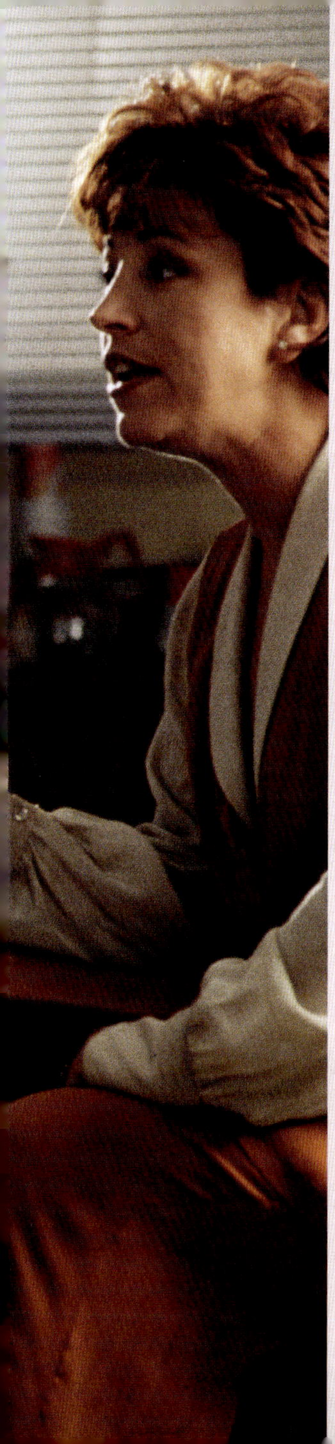

Weitere rheumatische Erkrankungen

Viele Krankheiten, die mit Gelenkschmerzen und Entzündungen der Weichteile einhergehen, stehen in Zusammenhang mit Rheuma. Andere Erkrankungen, wie z. B. Gefäßentzündung (Vaskulitis) und das Karpaltunnelsyndrom, sind Begleiterscheinungen. Wenn Sie an Rheuma leiden, sind Sie anfälliger für diese verwandten Krankheiten.

Lupus erythematodes

F Was ist Lupus erythematodes?

Beim systemischen Lupus erythematodes (SLE), kurz Lupus genannt, handelt es sich um eine generalisierte Autoimmunkrankheit, die die Haut, innere Organe und das Zentralnervensystem befällt. Die Krankheit verläuft sehr unterschiedlich: Manche Patienten sind kaum betroffen, bei anderen Patienten wechseln schwere akute mit beschwerdefreien Phasen ab. Eine Besserung des Krankheitsbildes ist selten.

F Wie sind die Symptome bei Lupus?

Zu den Frühsymptomen gehören oft Gelenkschmerzen, insbesondere an Händen und Füßen. Ein weiteres für die Krankheit typisches Symptom ist ein roter Hautausschlag, der sich über die Nase und Wangen ausbreitet (Schmetterlingserythem). Darüber hinaus besteht verbreitet Niedergeschlagenheit und allgemeine Erschöpfung.

F Wie verbreitet ist Lupus?

Lupus ist eine relativ seltene Krankheit, in Deutschland sind rund 40 000 Menschen daran erkrankt. Genetische Veranlagung spielt eine Rolle, wie das unterschiedliche Auftreten je nach Alter, Geschlecht und ethnischer Herkunft zeigt. Manchmal dauert es Jahre, bis die Krankheit nach den ersten Symptomen richtig diagnostiziert wird.

F Wer ist besonders gefährdet, an Lupus zu erkranken?

Die Krankheit tritt bei Frauen häufiger auf als bei Männern, vor allem bei Frauen afro-karibischer und asiatischer Herkunft. Bei Kinderwunsch sollten Patientinnen zuerst ihren Arzt konsultieren. Lupus ist bei Kindern sehr selten, auch Erwachsene über fünfzig erkranken kaum noch daran.

F Wodurch wird die Krankheit ausgelöst?

Was die Krankheit auslöst, ist nicht bekannt, doch zu den möglichen Ursachen zählen Virusinfektionen, Stress und ein hormonelles Ungleichgewicht. Die Nebenwirkungen bestimmter Medikamente ähneln den Lupus-Symptomen.

F Ich habe einen stark geröteten Hautausschlag am Bein – kann das ein Anzeichen für Lupus sein?

Möglicherweise. Ein fleckig-roter Hautausschlag ist ein typisches Merkmal der Erkrankung und kann überall am Körper auftreten. Wird die Haut Sonnenlicht oder UV-Strahlung ausgesetzt, verschlimmert sich der Ausschlag. Bisweilen löst Sonnenlicht sogar einen akuten Krankheitsschub aus.

F Betrifft Lupus außer den Gelenken auch noch andere Körperregionen?

Ja, auch Haut, Lunge, Herz, Nieren und Zentrales Nervensystem können betroffen sein. Bei manchen Patienten bilden sich chronische Mundgeschwüre, andere klagen über Haarausfall. Eine Entzündung des Brust- und Lungenfells (Pleuritis) kann zu Schmerzen im Brustkorb und zu Kurzatmigkeit führen. Bei Beteiligung der Nieren können in seltenen Fällen Komplikationen, wie z. B. Bluthochdruck und Nierenversagen, auftreten.

F Wie wird Lupus behandelt?

Es wird eine ganze Anzahl an Medikamenten eingesetzt, die alle das Immunsystem unterdrücken und daher Immunsuppressiva genannt werden. Oft wird Azathioprin verschrieben. In leichteren Fällen ist Hydroxychloroquin besonders hilfreich. Auch Cyclosporin und Mycophenolat-Mofetil kommen zum Einsatz. Bei gleichzeitiger schwerer Entzündung der Gefäße kann eine systemische Therapie mit Steoriden, manchmal kombiniert mit dem Anti-Krebs-Mittel Zyklophosphamid, nötig sein. Diese Therapie findet wegen der Nebenwirkungen nur unter strenger ärztlicher Kontrolle statt.

Polymyalgia rheumatica

Ⓕ **Was ist Polymyalgia rheumatica?**

Bei dieser Krankheit sind viele Muskeln von Schmerzen und Steifigkeit betroffen, vor allem die Nacken-, Schulter-, Hüft- und Oberschenkelmuskulatur. Die Symptome können schleichend sein, aber bisweilen plötzlich auftreten. Zu ihnen gehören Fieber, nächtliches Schwitzen, Niedergeschlagenheit, allgemeine Erschöpfung und Schwäche. Polymyalgia rheumatica kommt nur selten bei Menschen unter fünfzig vor und befällt häufiger Frauen als Männer.

Ⓕ **Welche Auslöser gibt es für Polymyalgia rheumatica?**

Bei der Polymyalgie handelt es sich wahrscheinlich um eine Autoimmunerkrankung, die als Folge einer Infektion auftreten kann. Auch genetische Veranlagung spielt eine Rolle, ähnlich wie bei der Rheumatoiden Arthritis (siehe S. 24–31).

Ⓕ **Gibt es noch andere Beschwerden, die mit der Polymyalgie einhergehen?**

Bei einigen Menschen ist die Polymyalgia rheumatica mit einer Riesenzellarteriitis verbunden, einer speziellen Form von Gefäßentzündung. Sie befällt meist die Schädel- und Schläfenarterien im Kopf, bei älteren Menschen auch im Nacken, und verursacht Kopfschmerzen.

Ⓕ **Wie wird eine Polymyalgia rheumatica behandelt?**

Zur Behandlung werden meist schmerz- und entzündungshemmende Medikamente eingesetzt. Gewöhnlich helfen die Entzündungshemmer, doch manche Menschen müssen jahrelang Kortison einnehmen, um die Krankheit einzudämmen. Eine Riesenzellarteriitis muss sofort behandelt werden, weil sie im schlimmsten Fall zur Erblindung eines oder beider Augen führen kann.

Fibromyalgie

Ⓕ Was ist Fibromyalgie?

Fibromyalgie ist eine Schmerz-Muskel-Erkrankung; wichtigstes Symptom sind chronische Schmerzen. In der Hauptsache sind Muskeln und andere Bindegewebe, wie Sehnen und Bänder, von der Fibromyalgie betroffen. Somit handelt es sich hierbei um keine eigentliche Gelenkerkrankung.

Ⓕ Wie verbreitet ist Fibromyalgie?

Fibromyalgie betrifft rund ein bis zwei Prozent der Erwachsenen, meist Frauen. Leichtere Symptome finden sich bei etwa vier Prozent der Erwachsenen. Viele Patienten leiden unter Begleiterkrankungen wie Reizdarmsyndrom und Kopfschmerzen.

Ⓕ Wer ist am meisten gefährdet, zu erkranken?

90 Prozent der Patienten sind Frauen über vierzig. Obwohl die Ursache der Fibromyalgie unbekannt ist, besteht ein möglicher Zusammenhang mit Stress, Angst oder mit Depressionen.

Ⓕ Was geschieht bei der Fibromyalgie?

Schmerzen können überall auftreten, oft in beiden Körperhälften gleichzeitig, und äußern sich als ausgedehnte Gliederschmerzen und Steifigkeit. Eine Druckschmerzhaftigkeit verschiedener Körperstellen, z. B. der Schädelbasis, um die Schulterblätter und um das Brustbein, ist ebenfalls typisch. Der Arzt kann mithilfe der Anzahl und Verteilung der Stellen eine Fibromyalgie diagnostizieren (siehe S. 44). Die Krankheit kann zwar über Monate oder Jahre hinweg bestehen, schädigt jedoch weder Muskeln noch Gelenke und führt auch nicht zur Entstehung oder Verschlechterung von Rheuma.

DRUCKEMPFINDLICHE STELLEN

Ärzte stützen ihre Diagnose auf das Vorhandensein von neun symmetrisch angeordneten Paaren druckempfindlicher Punkte an bestimmten Körperstellen. Diese Methode ist allerdings nicht ganz sicher, da die Druckschmerzhaftigkeit von Tag zu Tag unterschiedlich sein kann. Sind jedoch elf der 18 Punkte druckempfindlich, liegt eine Fibromyalgie vor. Die druckempfindlichen Stellen befinden sich paarweise an der Schädelbasis, am Nackengrund, auf den Schultern, an der Innenkante der Schulterblätter, unter den Ellbogen, auf den Brustbeinspitzen, auf den Hüftknochen, am seitlichen Oberschenkel und an der Fettschicht unter dem Knieknöchel.

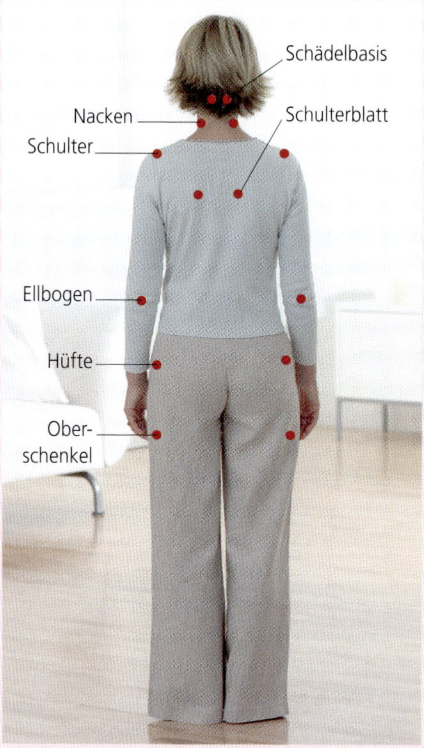

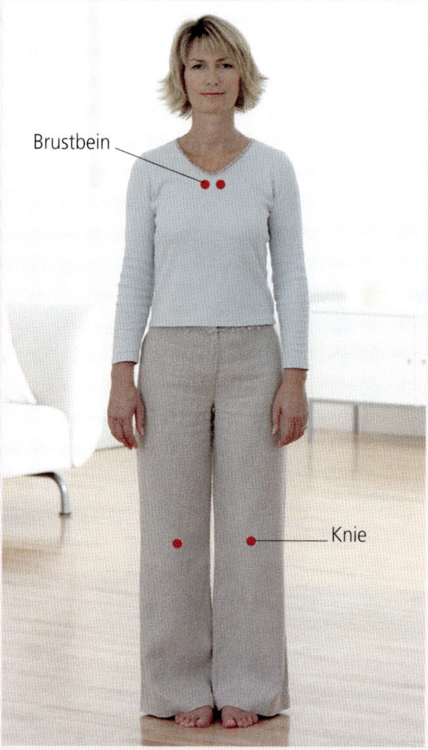

F Betrifft die Fibromyalgie auch andere Körperregionen?

Etwa 90 Prozent der Patienten leiden unter starker Müdigkeit und Schlafproblemen. Zu den weiteren Begleiterscheinungen der Fibromyalgie gehören Kopfschmerzen, unregelmäßiger Stuhlgang bzw. ein Wechsel zwischen Durchfall und Verstopfung (Reizdarmsyndrom) sowie häufiger Harndrang.

F Wie wird Fibromyalgie behandelt?

Fibromyalgie lässt sich nur schwer behandeln, doch es gibt Möglichkeiten, die Symptome zu lindern. Gegen die Schmerzen verschreibt der Arzt Schmerztabletten. Ein niedrig dosiertes Antidepressivum hilft bei Schlafstörungen. Antidepressiva können außerdem zur deutlichen Linderung der Symptome der Fibromyalgie beitragen, wenn sie abends, in einer wesentlich niedrigeren Dosis als gegen Depressionen, eingenommen werden. Das Antidepressivum Amitriptylin wird häufig verordnet, und auch eine Reihe von SSRI (selektive Serotonin-Wiederaufnahmehemmer) erscheinen vielversprechend. Leichte Gymnastik (siehe unten) und die Applikation von Wärme an den schmerzhaften Stellen (siehe S. 138) können ebenfalls Linderung bringen.

F Wie können mir Bewegungsübungen helfen, den Schmerz zu lindern?

Leichte Bewegung, beispielsweise Walking, Schwimmen oder Radfahren, für 15 bis 20 Minuten täglich, ist für Fibromyalgiepatienten sehr hilfreich. Es gibt auch Hinweise darauf, dass Aerobic (mittlere bis hohe Belastungsstufe) bei Fibromyalgie helfen kann. Regelmäßige Bewegung fördert Herz, Kreislauf und Muskulatur, reduziert die Schmerzen und andere Krankheitssymptome. Zudem regt Sport die Hirnanhangsdrüse zur Sekretion von Wachstumshormonen an, die bei Fibromyalgiepatienten erniedrigt sein kann.

Mythos »Ein Tennisarm entsteht durch Tennis.«

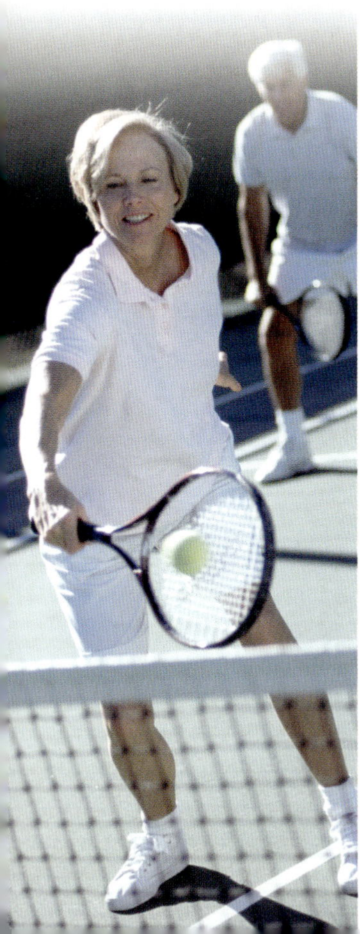

Wahrheit Diese Erkrankung, bei der der äußere Teil des Ellbogens entzündet und schmerzhaft ist, wird nicht unbedingt durch Tennisspielen verursacht. Die medizinisch als Epicondylitis lateralis bezeichnete Krankheit entsteht meist dann, wenn anstrengende, wiederholte Bewegungen zu kleinen Rissen in den Sehnen führen. Ein Tennisarm kann ebenfalls durch einen direkten Schlag auf den Arm hervorgerufen werden oder Folge einer Arthritis sein.

Herdförmige Weichteilerkrankungen

Ⓕ **Mein Ellbogen ist sehr berührungsempfindlich und schmerzt – ist das ein Tennisarm?**

Möglicherweise, besonders wenn Sie die Ellenbogenspitze betroffen ist und das Gelenk sich steif anfühlt. Ursache für den Schmerz ist eine Verletzung der Sehne, die die Unterarmmuskeln mit dem Oberarmknochen verbindet. Wird der Arm weiter stark beansprucht, kann die Schädigung der Sehne fortschreiten.

Ⓕ **Was kann ich gegen meinen Tennisarm tun?**

Manchmal genügt es, den Arm ruhig zu stellen, Eisbeutel aufzulegen und entzündungshemmende Medikamente einzunehmen. Bei größerer Schädigung wird der Arzt Physiotherapie und eventuell Ultraschallbehandlung verschreiben. Kommt es nach einigen Wochen nicht zu einer Besserung, werden Kortikosteroide in das Ellbogengelenk injiziert.

Ⓕ **Wenn ich morgens aufstehe, spüre ich einen stechenden Schmerz im linken Fuß. Kann das eine Plantarfasziitis sein?**

Das kann sein, vor allem nach einer Verletzung der Plantarfaszie, einem Band an der Fußsohle. Bei der Plantarfasziitis wird durch eine Enzündung der Verbindungsstelle der Faszie zum Fersenbein hervorgerufen. Beim Hinsetzen verschwindet der Schmerz nur vorübergehend. Hauptrisikofaktoren sind plötzliche Gewichtszunahme sowie vorhandene Fußprobleme, z. B. Plattfüße.

Ⓕ **Wie behandelt man eine Plantarfasziitis?**

Der Arzt kann Medikamente gegen die Entzündung verschreiben. Eine Schuheinlage zum Stützen des Fußgewölbes und Dehnübungen können ebenfalls helfen.

Kreuzschmerzen

Kreuzschmerzen gehören zu den häufigsten Gesundheitsproblemen bei Erwachsenen. Sie können viele Ursachen haben, doch meist werden sie durch eine Verletzung der Rückenweichteile ausgelöst. Ein akuter, plötzlich auftretender Kreuzschmerz wird oft durch physische Aktivität verursacht, wie z. B. das Heben schwerer Lasten. Eine Verletzung dieser Art kann einen lokal begrenzten, scharfen Schmerz oder einen ausgedehnten, dumpfen Schmerz sowie Steifigkeit beim Beugen hervorrufen.

Eine weitere Ursache ist der Bandscheibenvorfall. Dabei kommt es zu einem Verrutschen oder einer Schädigung der stoßdämpfenden Knorpelscheiben zwischen zwei Wirbeln. Der Druck der Bandscheibe auf einen Nerv in der Wirbelsäule verursacht heftige Schmerzen sowie Taubheitsgefühl und Missempfindungen in einem Bein. Chronische Kreuzschmerzen und Ischias stehen oft mit einigen Formen der Arthritis in Zusammenhang, z. B. mit Arthrose oder Spondylitis ankylosans.

BANDSCHEIBENVORFALL

Durch die Bandscheiben sind die Wirbel voneinander getrennt. Jede Bandscheibe besteht aus einem festen Außenring und einem Gallertkern. Bei einem Vorfall kann der Gallertkern sich nach außen vorwölben oder sogar austreten.

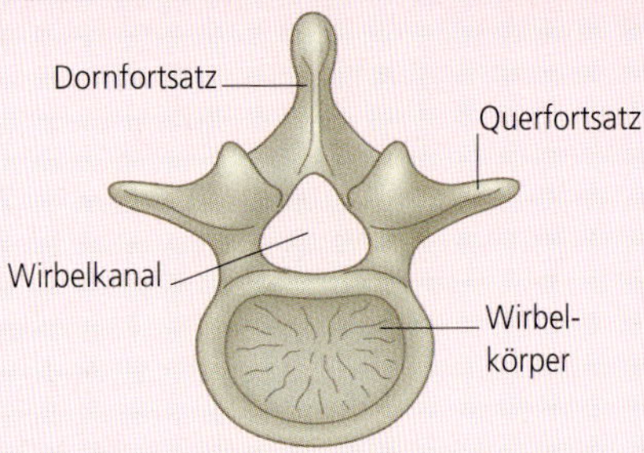

NORMALER WIRBELKANAL *In gesundem Zustand weist der Kanal genügend Platz für das Rückenmark auf, es wird nicht eingeengt.*

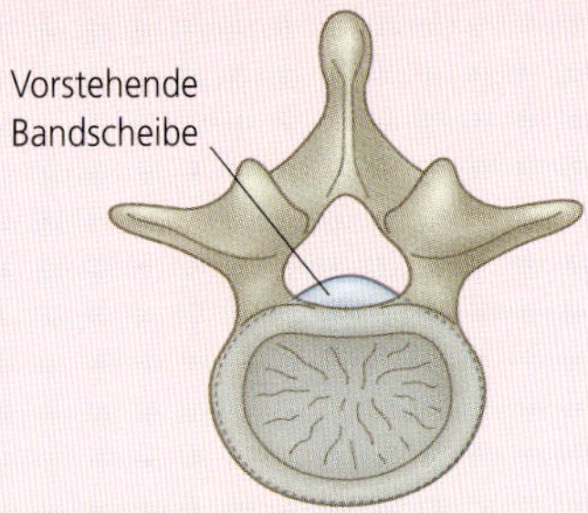

BANDSCHEIBENVORFALL *Tritt die Bandscheibe in den Wirbelkanal vor, werden meist Nerven eingeklemmt und es entstehen Schmerzen.*

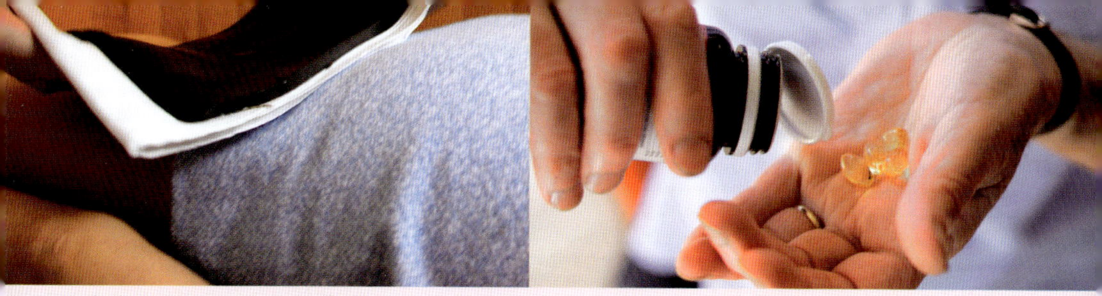

KREUZSCHMERZEN BEHANDELN

Sind die Weichteile nur gering beschädigt, klingen die Rückenschmerzen meist nach ein bis zwei Wochen von selbst ab. Der Arzt kann Schmerzmittel verschreiben, und Sie können mit Wärmekissen oder Eisbeuteln versuchen, die Symptome zu lindern. Bei starken Schmerzen hilft Bettruhe, die aber nicht länger als ein bis zwei Tage dauern sollte. Bleiben Sie ruhig, wenn Sie einmal plötzliche Kreuzschmerzen verspüren. Entspannen Sie sich und atmen Sie tief ein und aus. Legen Sie sich auf den Rücken, die Beine im rechten Winkel hochgelegt. Durch diese »Stufenbettlagerung« entlasten Sie Ihre Wirbelsäule. Gehen Sie zum Arzt, falls der Schmerz nicht nachlässt.

HÄUFIGKEIT VON RÜCKENSCHMERZEN

Statistisch leiden hauptsächlich Menschen zwischen dreißig und fünfzig an Rückenschmerzen, denn in diesem Alter ist der Gallertkern der Bandscheiben noch besonders elastisch. Im Alter verliert er zunehmend an Elastizität.

- Ca. 25 aller Krankheitstage gehen auf Muskel- und Skeletterkrankungen zurück.
- Ca. 40 Prozent der Teenager leiden bereits unter Rückenschmerzen.
- Ca. 30 Prozent der Menschen mit Rückenproblemen begeben sich in Behandlung.
- Nur acht Prozent der Patienten haben keine Zeit zum Arzt zu gehen oder glauben, der Arzt könne ihnen nicht helfen.

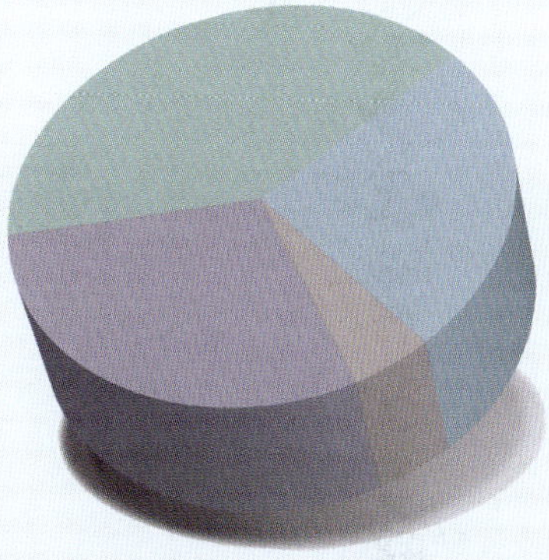

F Mein Knie ist steif und schmerzt, wenn ich es bewege. Kann das eine Schleimbeutelentzündung sein?

Ja, durchaus. Eine Schleimbeutelentzündung wird durch dauerhafte Bewegung oder Druck ausgelöst, nur selten durch eine Infektion. Patienten mit entzündlicher Arthritis sind anfälliger für Schleimbeutelentzündungen. Bei der Bursitis kommt es zur Entzündung eines der Schleimbeutel, die unsere Gelenke polstern. Das Gelenk schmerzt und wird steif. Eine solche Entzündung entsteht meist am Knie, Ellbogen oder der Schulter.

F Was kann ich tun, um die Schmerzen zu lindern?

Die Symptome lassen sich durch Ruhigstellen des Gelenks, Eisbeutel und Medikamente lindern; nach einer Woche klingen die Beschwerden meist ab. Tritt die Entzündung erneut auf, kann eine Drainage des Schleimbeutels vorgenommen werden.

F Eine Sehne in meiner Schulter ist so schmerzhaft. Habe ich vielleicht eine Sehnenentzündung?

Das kann sein, vor allem nach einer Verletzung oder Überbeanspruchung. Bei der Tendinitis ist meist auch die Sehnenscheide, die die Sehne umgibt, entzündet. Sehnen- und Sehnenscheidenentzündung verursachen Schmerzen und Steifigkeit des Gelenks; die betroffene Region ist geschwollen, gerötet und fühlt sich warm an. Die Sehnen in den Schultern, Ellbogen, Knien und Fersen sind am häufigsten betroffen.

F Wie wird eine Tendinitis therapiert?

Ziel der Therapie ist es, die Entzündung zu lindern. Dabei helfen Ruhigstellung und lokale Wärme- oder Kälteanwendungen (siehe S. 138), Schmerzmittel und entzündungshemmende Medikamente. Schon rezeptfreie Schmerzmittel wie Paracetamol oder Ibuprofen können Linderung bringen, stärkere Medikamente verschreibt Ihnen der Arzt. Auch eine Physiotherapie kann sinnvoll sein. Schonen Sie Ihre Schulter.

Karpaltunnelsyndrom

Ⓕ Mein linkes Handgelenk tut weh, die Hand ist taub und kribbelt. Was kann das sein?

Möglicherweise leiden Sie unter einem Karpaltunnelsyndrom. Bei dieser Erkrankung ist der Hauptnerv (Nervus medianus), der in die Hand führt, im Handgelenk eingeklemmt. Es kommt zu Taubheitsgefühl, Prickeln oder Stechen in den Fingern (siehe S. 52). Der Schmerz kann bis in das Handgelenk und den Unterarm ausstrahlen.

Ⓕ Was geschieht beim Karpaltunnelsyndrom?

Die Ursache ist nicht immer eindeutig, hängt jedoch häufig zusammen mit einer sich ständig wiederholenden Bewegung der Hand, wodurch die Weichteile im Karpaltunnel anschwellen (siehe S. 52). Aus diesem Grund gilt das Karpaltunnelsyndrom als eine durch Überlastung hervorgerufene Verletzung. Auch eine Verletzung oder Arthritis des Handgelenks kann zu einer Verengung des Karpaltunnels führen. Bei vielen Patienten sind die Schmerzen nachts oder morgens am heftigsten. Unbehandelt kann das Karpaltunnelsyndrom zu anhaltendem Taubheitsgefühl der Hand, Muskelschwund und einer eingeschränkten Greifkraft führen.

Ⓕ Wie sieht die Behandlung bei einem Karpaltunnelsyndrom aus?

Die Symptome lassen sich durch das Tragen einer Handgelenkschiene (siehe S. 123) oder durch Einübung der Namaste-Yogastellung lindern. Dabei werden die Handflächen vor der Brust gegeneinander gehalten, die Ellbogen zeigen zur Seite (siehe Kasten S. 52). Bei ausgeprägten Beschwerden kann der Arzt entzündungshemmende Medikamente verschreiben. Durch eine Operation kann der Druck auf den Nervus medianus gemildert werden.

KARPALTUNNELSYNDROM

Unter dem Karpaltunnel versteht man den Spalt zwischen den Handgelenkknochen. Der Nervus medianus führt unter einer Bänderschicht durch den Tunnel hindurch und verzweigt sich in die Nerven, die die Finger und den Daumen versorgen. Durch diese Nerven werden einige Handmuskeln gesteuert. Beim Karpaltunnelsyndrom führt der Druck auf den Nervus medianus zu Taubheitsgefühl und Prickeln, vor allem in Daumen, Zeige- und Mittelfinger.

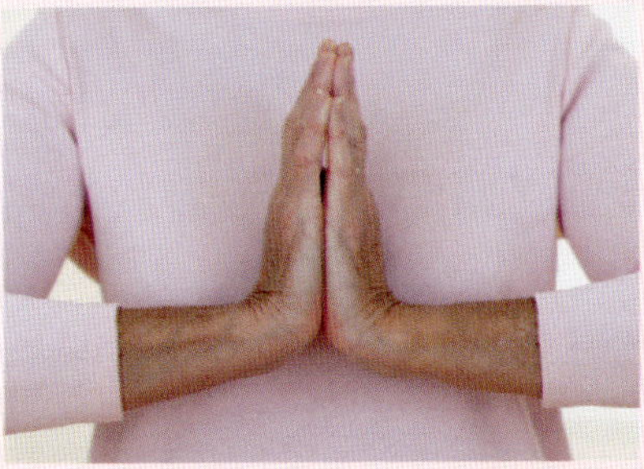

NAMASTE-YOGASTELLUNG

Diese Stellung kann die Schmerzen beim Karpaltunnelsyndrom lindern. Dabei werden die Handflächen vor der Brust gegeneinander gehalten, die Ellbogen zeigen zur Seite.

DER KARPALTUNNEL

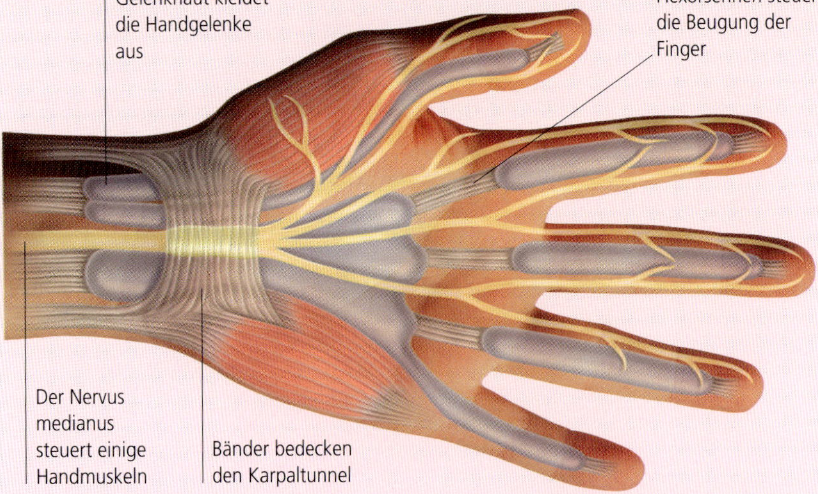

Psoriasisarthritis

F Was ist eine Psoriasisarthritis?

Psoriasisarthritis ist eine entzündliche rheumatische Erkrankung, die mit der Hautkrankheit Psoriasis (Schuppenflechte) zusammenhängt und sowohl vor als auch nach den Hauterscheinungen auftreten kann. In Deutschland leiden ca. 90 000 Menschen an einer Psoriasisarthritis. Die Erkrankung betrifft Frauen und Männer gleichermaßen und tritt meist im mittleren Alter auf. Bei der Psoriasisarthritis greift das eigene Immunsystem die Gelenke an. Die Ursache ist unbekannt, jedoch spielt die genetische Veranlagung eine Rolle. Wie Spondylitis ankylosans kann sie durch eine Infektion ausgelöst werden.

F Welche Gelenke werden am ehesten von einer Psoriasisarthritis betroffen?

Am ehesten erkranken Halswirbelsäule, Schultern, Ellbogen, Hand- und Fußgelenke, Finger- und Zehenendgelenke, Knie und Wirbelsäule. Ein typisches Anzeichen sind im Ganzen geschwollene Finger oder Zehen (Daktylitis, »Wurstfinger«). Gelegentlich sind viele Gelenke gleichzeitig betroffen, dann ähnelt die Krankheit der Rheumatoiden Arthritis. Ein Drittel der Patienten leidet gleichzeitig an einer Wirbelsäulenerkrankung. Auch die Sehnen und die Stellen, an denen die Sehnen mit den Knochen verbunden sind, können entzündet sein.

F Welche Behandlungsmöglichkeiten gibt es bei der Psoriasisarthrtitis?

Bei leichten Formen der Erkrankung schützen Gelenkschienen die entzündeten Gelenke. Physiotherapie kann leicht entzündete Gelenke stärken. Gegen die Entzündung verschreibt der Arzt Ihnen eventuell NSAR; DMARDs zeigen bei peripherem Gelenkbefall, »Biologicals« bei Befall des Achsenskeletts gute Wirkung (siehe S. 90–93).

Infektreaktive Arthritis

Ⓕ **Können Viren, Bakterien oder Pilze Arthritis auslösen?**

Einige Formen der Arthritis werden tatsächlich durch Viren, Bakterien oder Pilze hervorgerufen. Sie können isoliert auftreten oder zur Verschlimmerung einer bestehenden Arthritis führen. Sie unterscheiden sich in Erscheinungsbild und Verlaufsform. Auch Tuberkulose und Lyme-Borreliose können Arthritis verursachen.

Ⓕ **Was geschieht, wenn ein Virus eine Arthritis auslöst?**

Zahlreiche Viruserkrankungen können Arthritis hervorrufen. Bei einer virusbedingten Arthritis sind mehrere Gelenke betroffen. Es kommt zu Gelenkschmerzen mit Steifigkeit, seltener zu Entzündungen. Häufig tritt die virusbedingte Arthritis beim Abklingen der Viruserkrankung auf und kann mit leichtem Fieber einhergehen. Um eine dauerhafte Versteifung des Gelenks zu verhindern, ist medizinische Behandlung notwendig (siehe Kasten S. 55)

Ⓕ **Was geschieht, wenn eine akute bakterielle Infektion eine Arthritis auslöst?**

Eine akute bakterielle Infektion kann Arthritis in einem oder mehreren Gelenken hervorrufen. Sie werden heiß, rot und schwellen an. Meist tritt Fieber auf. In seltenen Fällen wird ein Gelenk von einer septischen Arthritis befallen, mit hohem Fieber. Patienten mit bereits bestehender Arthritis sind dafür anfälliger.

Ⓕ **Was ist eine reaktive Arthritis?**

Die reaktive Arthritis ist eine Sonderform der infektreaktiven Arthritis. Die früher Reiter-Syndrom genannte Erkrankung entsteht nach einer bakteriellen Infektion. Typisch sind Hautausschläge an Händen oder Füßen, Bindehaut- und Harnröhrenentzündung. Sie besteht meist bis zu sechs Monate und führt selten zu Spätfolgen.

F Kann eine Lyme-Borreliose Arthritis auslösen?

Ja. Verursacher dieser Krankheit ist das Bakterium *Borrelia burgdorferi*, das durch den Biss einer infizierten Zecke übertragen wird. Zu den Symptomen der Erkrankung gehören Fieber, Muskelschmerzen und Ausschlag. Nach einigen Monaten entwickelt sich bei über der Hälfte der Patienten eine Arthritis, hauptsächlich in den Knien.

F Kann Tuberkulose Arthritis verursachen?

Ja, chronische Infektionen wie Tuberkulose können Arthritis auslösen. Rund ein Prozent der Tuberkulosepatienten erkranken an Arthritis. Betroffen sind v. a. Wirbelsäule, Hüfte, Knie, Hand- oder Fußgelenke. Meist beginnt die Krankheit sehr langsam und befällt nur ein Gelenk. Symptome sind Fieber, Schwitzen, eingeschränkte Beweglichkeit, geschwollene und berührungsempfindliche Gelenke.

INFEKTREAKTIVE ARTHRITIS BEHANDELN

Es gibt viele verschiedene Arten der infektreaktiven Arthritis. Je nachdem, ob Viren, Bakterien oder andere Erreger die Auslöser sind, wird eine unterschiedliche Behandlung notwendig sein.

Viral bedingte Arthritis: Benötigt wird lediglich eine symptomatische Therapie mit Ruhigstellung, Schmerzmitteln und entzündungshemmenden Medikamenten. Wärme- oder Kälteanwendungen sowie Physiotherapie können oft ebenfalls hilfreich sein.

Bakteriell bedingte Arthritis: Wichtig ist die Behandlung mit Antibiotika. Im Allgemeinen werden verschiedene Antibiotika verschrieben, die oft über mehrere Monate eingenommen werden müssen, um die Erkrankung zu heilen.

Spezielle infektreaktive Arthritiden: Benötigt werden spezielle Medikamente zur Bekämpfung von Krankheitserregern, wie beispielsweise Stäbchenbakterien (Tuberkulose) oder Pilzen.

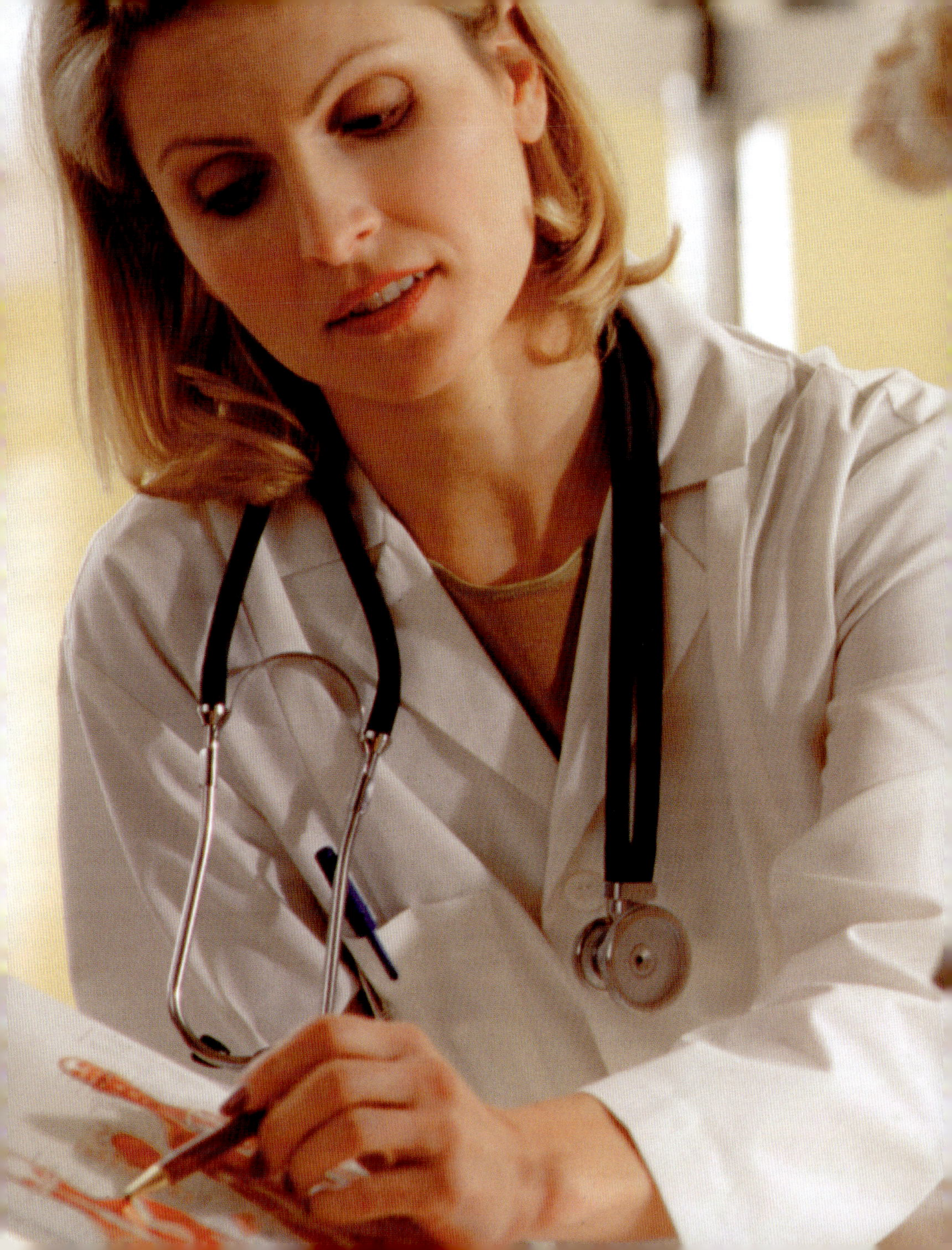

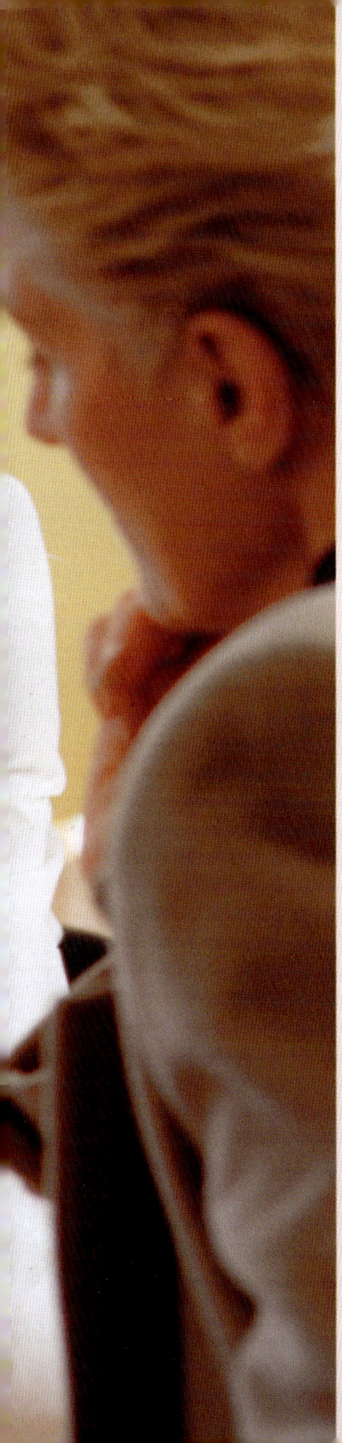

Diagnose und Behandlung

Betrachtet der Rheumatologe Ihre Symptome als Ganzes, dann wird er ein bestimmtes Muster erkennen, das ihm hilft, Ihre Erkrankung zu beurteilen. Es gibt keinen Grund, wegen der Diagnose Rheuma zu verzweifeln. Ihr Einsatz beim Umgang mit Ihrer Erkrankung wird von Ärzten und anderen Beteiligten geschätzt und gefördert.

Diagnose

Ⓕ **Wie gestalte ich das Gespräch mit meinem Arzt am besten?**

Der Besuch beim Arzt kann beängstigend sein, insbesondere wenn die Diagnose gerade erst gestellt wurde. Überlegen Sie, einen Freund oder Verwandten mitzunehmen, der Ihnen bei der Verständigung behilflich sein kann. Bereiten Sie sich auf den Termin vor. Notieren Sie Fragen oder Aspekte, die Sie besprechen möchten. Lassen Sie sich unklare Fachbegriffe erläutern und sagen Sie, wenn Sie weitergehende Informationen benötigen. Reicht die Zeit nicht aus, um alles Wichtige zu besprechen, bitten Sie den Arzt um einen neuen Termin.

Ⓕ **Wie kann ich eine gute Beziehung zu meinem Arzt fördern?**

Ein optimale Verständigung ist der Schlüssel zu einer erfolgreichen Behandlung. Als Patient können Sie davon ausgehen, dass Sie die Informationen, die Sie benötigen, von Ihrem Arzt erhalten. Ebenso wichtig ist jedoch, dass der Arzt auch von Ihnen Informationen erhält. Ihr Arzt muss wissen, wie sich Ihre Erkrankung – und die Behandlung – auf Sie auswirkt. Sprechen Sie über Ihre Bedürfnisse, Symptome und Gefühle. Eine konstruktive Zusammenarbeit mit Ihrem Arzt wird Ihnen das Gefühl geben, Ihre Krankheit im Griff zu haben.

Ⓕ **Wird mein Arzt mir überhaupt sicher sagen können, ob ich unter Rheuma leide oder nicht?**

Aufgrund Ihrer Beschreibung der Krankheitsgeschichte (Anamnese) und der genauen körperlichen Untersuchung wird der Arzt erkennen, ob Sie unter Rheuma leiden oder nicht. Möglicherweise verweist er Sie an einen Facharzt oder lässt eine Röntgenaufnahme oder ein CT anfertigen (siehe S. 59). Verschiedene bildgebende Verfahren können die genaue Diagnose weiter absichern.

Ⓕ Welche Informationen gehören zur Krankheitsgeschichte?

Ihre Krankheitsgeschichte umfasst die eigentliche Krankheitsgeschichte des Rheuma, allgemeine Probleme, aktuelle und vorherige Behandlung, Angaben zu früheren Erkrankungen, Gelenkerkrankungen in Ihrer Familie, Ihre Arbeit und soziale Situation.

Ⓕ Was trägt die körperliche Untersuchung zur Diagnosestellung bei?

Oft scheint es, dass der Arzt Fragen stellt, die Untersuchung vornimmt und schließlich zu einem Schluss kommt. Tatsächlich hat der erfahrene Arzt im Gespräch mit Ihnen aber meist schon nach wenigen Minuten eine recht genaue Vorstellung von der wahrscheinlichen Diagnose. Die Untersuchung hilft ihm eher bei der Bestimmung des Schweregrades oder spezifischer Probleme.

Ⓕ Wozu dienen Röntgenaufnahmen bei der Diagnose von Rheuma?

Röntgenbilder zeigen den Gelenkschaden, dienen zur schnellen Beurteilung seines Ausmaßes und Schweregrades und lassen Erosionen an den Knochenrändern erkennen – ein typisches Merkmal der Rheumatoiden Arthritis. Röntgenbilder zeigen zudem eine Knochenzunahme, insbesondere das Vorhandensein von Osteophyten (Knochenspornen) bei Arthrose, sowie Knorpelverlust. Der Arzt kann mithilfe eines Röntgenbilds entscheiden, ob eine Gelenkersatzoperation notwendig ist oder nicht.

Ⓕ Welche sonstigen bildgebenden Verfahren werden bei Rheuma eingesetzt?

Verfahren wie Computertomographie (CT), Magnetresonanztomographie (MRT), Ultraschall, Knochenszintigraphie oder Dual Energy X-ray Absorptiometry (DEXA) zur Knochendichtemessung liefern oft noch bessere Darstellungen der Gelenke als Röntgenaufnahmen. Einige davon können Entzündungen und Schwellungen der Weichteile zeigen. Langfristig werden diese Verfahren das Röntgenbild zur Darstellung der Gelenke wohl ablösen.

F Helfen Bluttests bei der Feststellung einer bestimmten Art von Rheuma?

Die Blutanalyse kann eine Diagnose bestätigen oder Aufschluss über den Schweregrad der Krankheit geben. Sie dient jedoch nicht zur eigentlichen Diagnostik. Blutuntersuchungen werden oft auch zur Beurteilung der Sicherheit und Wirksamkeit einer Behandlung angewandt.

F Wozu dienen die Bluttests?

Mit Bluttest erkennt man bestimmte chemische Substanzen, die auf eine rheumatische Erkrankung hindeuten. Der wichtigste Test dieser Art dient der Bestimmung des Harnsäuregehalts im Blut. Bei Gichtpatienten sind diese Werte meistens erhöht. Bei den meisten Menschen mit erhöhtem Harnsäurespiegel liegen allerdings keine Anzeichen für Gicht vor. Selbst bei einem akuten Gichtanfall können die Harnsäurewerte im Blut normal sein. Bluttests können bestimmte Autoantikörper wie den Rheumafaktor nachweisen. Autoantikörper sind Antikörper, die mit bestimmten Proteinen eine Verbindung eingehen. Sie gelten als Nebenprodukt eines gestörten Immunsystems, wie es für die Rheumatoide Arthritis und andere Bindegewebserkrankungen typisch ist.

F Man hat mir gesagt, bei mir muss die Blutsenkung bestimmt werden. Was heißt das?

Die Blutsenkung (BKS) misst, wie schnell sich die roten Blutkörperchen (Erythrozyten) absetzen, wenn man eine Blutprobe stehen lässt. Je schneller dies geschieht, desto höher die BKS und desto stärker die Entzündung. Sie wird in Millimeter pro Stunde gemessen. Normalerweise liegt die BKS unter 20, bei aktiver Rheumatoider Arthritis aber bei 50 bis 100. Gleichzeitig zeigen sich Veränderungen bei bestimmten Blutproteinen. Am häufigsten wird das C-reaktive Protein gemessen. Es beträgt normalerweise weniger als 5 mg/l im Blut, kann bei aktiver Arthritis aber bei 50 bis 100 mg/l liegen.

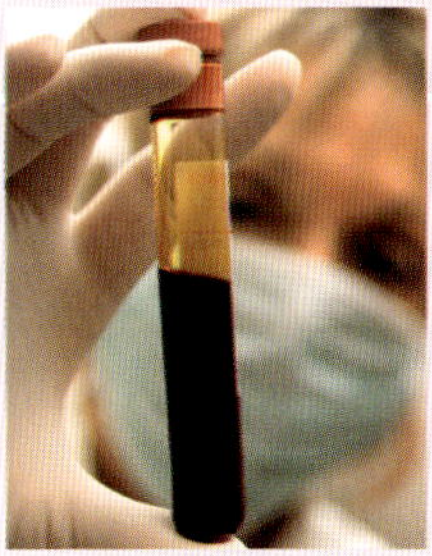

BLUTUNTERSUCHUNGEN

Blut enthält viele verschiedene Substanzen. Mit Bluttests kann man den Zellgehalt des Blutes untersuchen – die roten und weißen Blutkörperchen sowie die Blutplättchen –, aber auch die Blutsenkung bestimmen sowie den Autoantikörperspiegel ermitteln, beispielsweise den Rheumafaktor und antinukleäre Antikörper.

BLUTUNTERSUCHUNG	INDIKATION FÜR DIE UNTERSUCHUNG
Blutbild	Zur Messung des Hämoglobinspiegels. Ein niedriger Spiegel weist auf eine Anämie hin. Ein hoher Leukozyten- bzw. Blutplättchenspiegel ist Ausdruck einer Infektion oder Entzündung.
Leberfunktion	Hierbei wird der Gehalt einiger Enzyme bestimmt, die anzeigen, ob die Leber gesund ist und wie sie mit Medikamenten wie Methotrexat zurechtkommt.
Nierenfunktion	Zur Messung des Gehalts an Salzen und Abfallprodukten (z. B. Harnstoff, Kreatin) sowie zur Überprüfung der Nierenfunktion.
Blutsenkung (BKS)	Zur Feststellung der Körperreaktion z. B. auf Entzündungen oder Infektionen.
Autoantikörper	Zur Ermittlung von Autoantikörpern, z. B. dem Rheumafaktor und den antinukleären Antikörpern. Sie sind wichtig zur Diagnose der juvenilen idiopathischen Arthritis.
Test auf C-reaktives Protein (CRP)	Zur Messung des Gehalts an C-reaktivem Protein, einem Protein, das bei akuten Entzündungen in der Leber hergestellt wird.

F Bei mir wurde der Rheumafaktor nachgewiesen. Bedeutet das, dass ich eine Rheumatoide Arthritis habe oder bekommen werde?

Nicht unbedingt. Der Rheumafaktor kann mithilfe von Blutuntersuchungen nachgewiesen werden und reagiert mit den vom Immunsystem freigesetzten Proteinen. Er kommt bei etwa zwei Drittel aller Patienten mit Rheumatoider Arthritis vor, ist jedoch kein Beweis für das Vorliegen dieser Erkrankung, da er auch im Zusammenhang mit anderen Krankheiten auftritt. Die Untersuchung auf den Rheumafaktor ist als diagnostisches Mittel nur im Zusammenhang mit anderen Tests sinnvoll.

F Bei meinem Bluttest wurden antinukleäre Antikörper entdeckt. Was bedeutet das?

Antinukleäre Antikörper reagieren mit den Bestandteilen eines normalen Zellkerns. Sie sind ein Kennzeichen für den Lupus erythematodes, treten aber auch bei den meisten anderen Bindegewebserkrankungen, bei Rheumatoider Arthritis und anderen chronisch entzündlichen Erkrankungen auf. Es handelt sich dabei weniger um einen einzelnen charakteristischen, sondern eher um eine Familie unterschiedlicher Autoantikörper; sie sind daher meist unspezifisch. Bei den meisten Lupus-Patienten sind jedoch im Blut antinukleäre Autoantikörper nachweisbar.

F Ist eine Operation nötig, z. B. eine Arthroskopie, um zu erkennen, ob mein Gelenk an Rheuma erkrankt ist?

Eine solche Operation kann notwendig sein, wenn das Gelenk sehr genau untersucht werden muss. Ein Arthroskop ist ein kleines, faseroptisches Gerät, das durch einen kurzen Hauteinschnitt so in den Körper eingeführt wird, dass man größere und auch kleine Gelenke genau betrachten kann. Eine Arthroskopie des Kniegelenks kann feststellen, ob die Probleme auf einen Meniskusschaden (zerrissener Knieknorpel) oder auf Rheuma zurückzuführen sind. Das Gelenkendoskop dient zudem zur Entnahme von Gelenkflüssigkeit, um Infektionen, Kristalle und Zellen festzustellen, und zur Biopsie.

Ärzte und Therapeuten

Ⓕ **Wird mein Arzt mich auch weiterhin bei der Bewältigung meiner rheumatischen Erkrankung unterstützen?**

Ihr Hausarzt ist der erste Ansprechpartner beim Auftreten von Rheuma und wird die gesamte Behandlung begleiten. An der Diagnose und Behandlung Ihrer Erkrankung werden wahrscheinlich mehrere Ärzte und Therapeuten beteiligt sein. Einige von ihnen sehen Sie eventuell nur einmal, andere mehrmals oder regelmäßig – je nach Form und Schweregrad Ihrer Erkrankung. Wie auch immer sich das gestaltet, Ihr Hausarzt wird Ihnen immer helfen, mit der Krankheit zurechtzukommen, und kann Sie nötigenfalls an Spezialisten überweisen.

Ⓕ **Muss ich regelmäßig einen Rheumatologen aufsuchen?**

Das kommt auf Art und Schweregrad Ihrer Erkrankung an. Bei schwerer Arthrose oder Rheumatoider Arthritis zum Beispiel wird Ihr Arzt sicher einen Rheumatologen hinzuziehen. Das ist ein Facharzt, der sich auf Gelenkerkrankungen spezialisiert hat. Er wird Ihre Untersuchungsergebnisse analysieren und ggf. weitere Tests anordnen. Er wird mit Ihnen die Behandlung besprechen und diese überwachen, Medikamente verschreiben oder, falls erforderlich, eine Operation anberaumen.

Ⓕ **Mein Arzt hat mich an einen Orthopäden überwiesen – was geschieht dort?**

Fachärzte für Orthopädie sind auf die Behandlung von Muskel- und Knochenerkrankungen sowie auf Krankheiten der Gelenke, Bänder und Sehnen spezialisiert. Dabei kann es sich entweder um niedergelassene Orthopäden oder Fachärzte in der Rheumatologie eines Krankenhauses handeln. Orthopäden führen Gelenkoperationen durch (siehe S. 94–113); manche von ihnen sind auf bestimmte Gelenke spezialisiert.

Aktiv zur Behandlung der Erkrankung beitragen

Die Behandlungsmöglichkeiten für Rheuma sind heutzutage zahlreicher als je zuvor. Sie reichen von Medikamenten bis hin zu psychologischer Beratung. Dabei brauchen Sie nicht einfach nur passiver Empfänger zu sein!

DIE BEHANDLUNG OPTIMAL ANPASSEN

Beteiligen Sie sich aktiv am Behandlungsplan für Ihre Erkrankung, indem Sie in Erfahrung bringen, welche unterschiedlichen Behandlungsmöglichkeiten es gibt und was Sie davon erwarten können. Informiert sein heißt, dass Sie in Entscheidungen, die Ihre Behandlung betreffen, eingebunden werden können. Die Behandlung von Rheuma unterscheidet sich von Patient zu Patient, je nachdem, wie schwer die Erkrankung ist und wie gut Sie die Medikamente vertragen. Teilen Sie Ihrem Arzt Ihre persönlichen Bedürfnisse mit. Je genauer er über Sie und Ihren Lebensstil Bescheid weiß, desto besser kann er die Behandlung auf Sie zuschneiden. Halten Sie Ihren Arzt in Bezug auf alle Aspekte der Behandlung auf dem Laufenden, die sich auf Ihre Lebensqualität auswirken, d. h. informieren Sie ihn, wenn ein Medikament Nebenwirkungen hat oder das Trainingsprogramm zu anstrengend ist. Wenn sie kleine Probleme gleich aus dem Weg räumen, können große gar nicht erst entstehen. Sie sollten Ihrem Arzt auch mitteilen, wenn Ihr Zustand sich bessert.

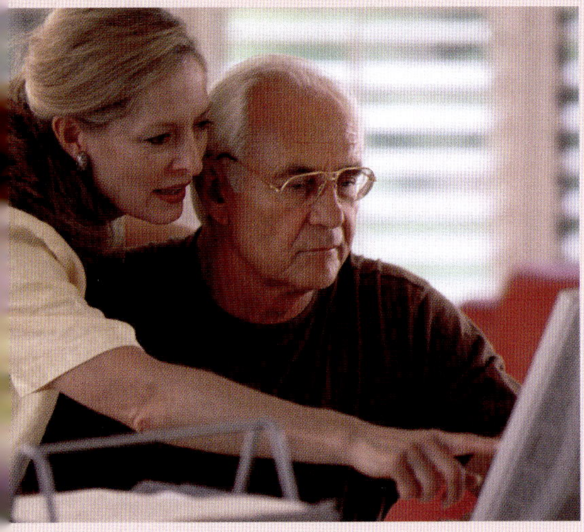

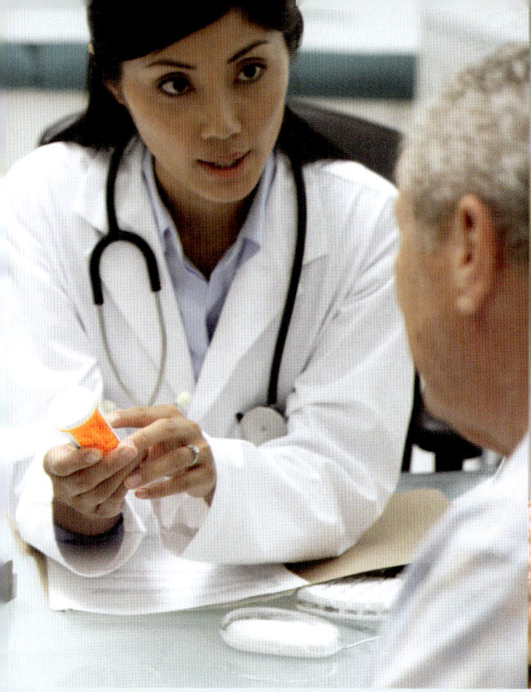

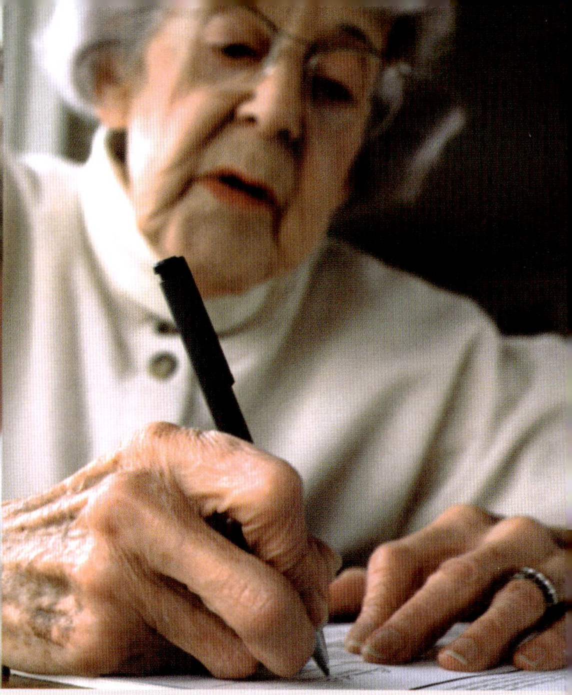

DIE INITIATIVE ERGREIFEN

- Ein Tagebuch über Ihren Fortschritt und die Nebenwirkungen der Behandlung kann bei einem Gespräch mit Ihrem Arzt hilfreich sein.
- Sagen Sie Ihrem Arzt, wenn Sie mit der medizinischen Versorgung nicht zufrieden sind – er wird es Ihnen nicht übel nehmen.
- Zögern Sie nicht, Ihrem Arzt alternative Behandlungsmöglichkeiten vorzuschlagen, halten Sie sich jedoch an seinen Rat.
- Sagen Sie Ihrem Arzt ehrlich, wie sich die Erkrankung auf Ihr Leben und Ihr emotionales Wohlbefinden auswirkt.

RÜCKSICHTSVOLL SEIN

- Rücksichtnahme gegenüber Ärzten und ihrem Personal hilft, eine gute Beziehung zueinander aufzubauen.
- Kommen Sie pünktlich zu den Terminen; wenn Sie einen Termin absagen müssen, informieren Sie die Praxis oder das Krankenhaus so früh wie möglich.
- Bitten Sie nur im Notfall um kurzfristige Termine oder Hausbesuche Ihres Arztes.
- Benötigen Sie ein Folgerezept, sollten Sie rechtzeitig darum bitten. Anforderungen in letzter Minute sind eine wenig willkommene Unterbrechung für viel beschäftigte Ärzte und ihr Personal.

Ⓕ **Was ist die Aufgabe des Physiotherapeuten – kann er mich auch zu Hause besuchen?**

Ein Physiotherapeut ist spezialisiert auf Heilgymnastik zur Wiederherstellung der Beweglichkeit und Funktion des Körpers. Dazu bedient er sich einer Reihe von Methoden, von Massage bis hin zu Wärmeanwendungen und Hydrotherapie. Beim ersten Termin stellt er Ihnen Fragen zu Ihrer Krankheit und untersucht Sie. Er wird dann eine Behandlung vorschlagen, die weitere Termine erfordert. Physiotherapeuten machen auch Hausbesuche.

Ⓕ **Kann ich selbst einen Termin beim Ergotherapeuten vereinbaren?**

Ja. Verursacht Ihre Krankheit praktische Probleme zu Hause oder bei der Arbeit, sollten Sie sich an einen Ergotherapeuten wenden (siehe S. 119). Diese arbeiten entweder im Krankenhaus oder in einer eigenen Praxis. Bitten Sie Ihren Arzt um eine Überweisung oder kontaktieren Sie den Ergotherapeuten direkt.

Ⓕ **Werden auch Arzthelferinnen oder andere Pflegefachkräfte an meiner Behandlung beteiligt sein?**

Sehr wahrscheinlich. Arzthelferinnen sind zum Beispiel oft für die Blutabnahme verantwortlich oder bereiten Untersuchungen vor. Gesundheits- und Krankenpfleger im Krankenhaus verabreichen Medikamente oder versorgen Patienten nach einer Operation. Viele andere Pflegefachkräfte können an Untersuchung und Behandlung beteiligt sein.

Ⓕ **Falls ich meine Ernährung umstellen muss, muss ich dafür eine Ernährungsberatung aufsuchen?**

Wenn Sie abnehmen müssen, wird der Arzt Sie möglicherweise an einen Diätassistenten verweisen, der Sie darüber berät, welche Nahrungsmittel sich am besten für Sie eignen. Diätassistenten müssen eine anerkannte Ausbildung durchlaufen und zugelassen sein. Die Funktion eines Ernährungsberaters ist ähnlich, im Gegensatz zum Diätassistenten müssen sie jedoch keine anerkannte Ausbildung vorweisen, um sich selbstständig zu machen.

(F) Kann ich mich psychologisch beraten lassen, wenn ich nicht damit zurechtkomme, Rheuma zu haben?

Ja, das ist oft hilfreich. Die Ärzte sind sich einig, dass Schmerz ein komplexer und wenig bekannter Prozess ist; viele Menschen glauben, dass es eine starke Verbindung zwischen Körper und Psyche gibt. Mit einem professionellen Psychologen können Sie Ihre Probleme besprechen und werden oft feststellen, dass Beschwerden in der Folgezeit nachlassen. Die Krankenkasse übernimmt die Kosten für die Therapie, wenn Sie vom Allgemein- oder Facharzt überwiesen werden. Achten Sie bei Ihrer Wahl des Psychologen darauf, dass er einem anerkannten Berufsfachverband angehört.

(F) Sollte ich an einer Selbsthilfegruppe teilnehmen?

In Selbsthilfegruppen erfahren Sie Wissenswertes zu neuen Behandlungsmöglichkeiten und erhalten Tipps zum Umgang mit Schmerzen. Darüber hinaus ermöglichen sie den Austausch zwischen Betroffenen. Es gibt auch Gruppen für Pflegende. Eventuell müssen Sie einen Mitgliedsbeitrag entrichten. Die meisten Selbsthilfegruppen bieten telefonische Hilfe oder kostenlose Informationen per Internet an. Die Verbände der Deutschen Rheuma-Liga (siehe S. 184-185) sind überall für Sie da und bieten Beratung, Seminare u. a.

(F) Lohnt es sich, bei chronischem Rheumaschmerz eine Schmerzklinik aufzusuchen?

Auf jeden Fall – besonders, wenn der Schmerz schlecht in den Griff zu bekommen ist. Hilfe bei chronischen Schmerzen erhalten Patienten in speziellen Schmerzambulanzen oder Schmerzkliniken. Ein Team aus Ärzten, Krankenschwestern und anderen Fachkräften, die z. B. Akupunkturverfahren, Injektionen oder Hydrotherapie anwenden und Schmerzbewältigungsstrategien vermitteln, steht den Patienten hier zur Seite. Ihr Arzt kann Ihnen die Adresse der nächsten Schmerzklinik mitteilen.

Ⓕ **Kann man Medikamente gefahrlos über das Internet kaufen?**

Eine Studie hat ergeben, dass mindestens sechs bis acht Prozent der deutschen Internetnutzer bereits Medikamente über das Internet gekauft haben. Verbraucherschützer warnen jedoch davor. Es gibt zwar Online-Apotheken, doch bei vielen mangelt es an Bestimmungen und Kontrollen, und es besteht die Gefahr, dass die Tabletten, die sie verkaufen, weniger sicher bzw. qualitativ schlechter sind und dass wichtige Patienteninformationen fehlen. Kaufen Sie die Medikamente daher stets in Ihrer Apotheke und auf ärztlichen Rat.

Ⓕ **Kann ich mir auch mit rezeptfreien Medikamenten helfen?**

Ja, wenn die Diagnose gesichert ist und keine schwere Erkrankung vorliegt. In diesem Fall ist es unbedenklich, in niedriger Dosierung ohne ärztliche Verschreibung Schmerzmittel oder NSAR einzunehmen. Für Menschen mit erhöhtem Osteoporose-Risiko kann zudem die Einnahme von Kalzium und Vitamin D sinnvoll sein. Egal, was Sie kaufen: Lesen Sie immer sorgfältig die Packungsbeilage und halten Sie sich an die empfohlene Dosierung. Manche Medikamente können Ihnen sonst schaden. Rezeptfreie Medikamente einzusetzen, gibt vielen Patienten das Gefühl, sich aktiv an der Bewältigung ihrer Erkrankung beteiligen zu können.

Ⓕ **Wie unterscheiden sich Generika und Markenpräparate voneinander?**

Alle Medikamente haben entweder einen geschützten Markennamen oder werden als sogenannte Generika verkauft. Beispiele für generische Namen sind Paracetamol und Ibuprofen. Generika sind wesentlich billiger als Markenpräparate, meist ist ihre Zusammensetzung jedoch identisch. Gesetze stellen sicher, dass sowohl Generika als auch Markenpräparate gleichermaßen wirksam und verträglich sind.

SELBSTHILFETECHNIKEN

Möglicherweise werden Sie feststellen, dass Medikamente oder eine Operation allein nicht ausreichen, um Ihr Rheuma in den Griff zu bekommen. Mithilfe der folgenden Selbsthilfestrategien können Sie Ihre allgemeine Lebensqualität verbessern. Folgendes kann dazu beitragen, Symptome wie Schmerz oder Entzündung etwas zu lindern:

- Verändern Sie Ihren Lebensstil – bei leichteren Erkrankungen kann schon eine kleine Umstellung helfen.
- Versuchen Sie, zu einer positiven Einstellung gegenüber der Krankheit zu kommen.
- Bewegen Sie sich mehr (siehe S. 64) oder machen Sie regelmäßig Gymnastik (siehe S. 172–175).
- Lernen Sie eine der vielen Techniken zur Schmerz- (siehe S. 136) und zur Stressbewältigung (siehe S. 140).
- Machen Sie Entspannungs- oder Meditationsübungen. Sie werden Ihnen helfen, mit Anspannung und Stress zurechtzukommen.
- Ernähren Sie sich gesund (siehe S. 146–156) und achten Sie auf Ihr Gewicht (siehe S. 160–161).
- Trinken Sie Alkohol in Maßen und verzichten Sie darauf zu rauchen.
- Nutzen Sie ergänzende Therapien wie Massage (siehe S. 76) und pflanzliche Medikamente (siehe S. 72–73) zur Behandlung Ihrer Krankheit.
- Bitten Sie Familie und Freunde um Hilfe bei der Bewältigung von Alltagsaufgaben wie Einkaufen und Hausarbeit. Machen Sie einen Plan, wer Ihnen bei was behilflich sein kann.
- Beachten Sie die Tipps zur Alltagsbewältigung auf den Seiten 121–123.

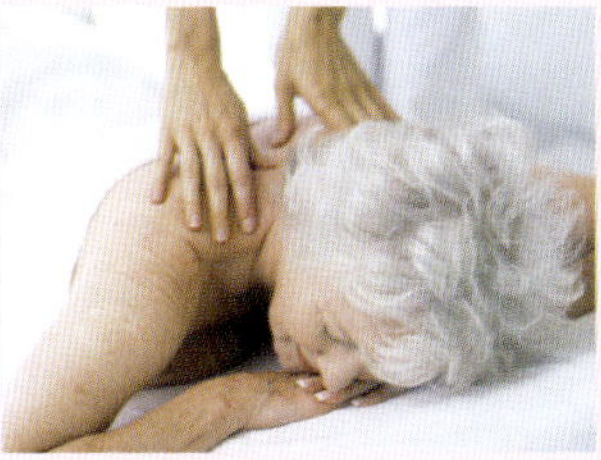
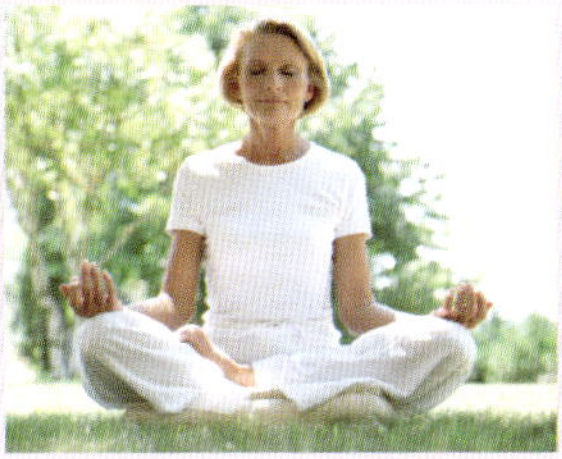
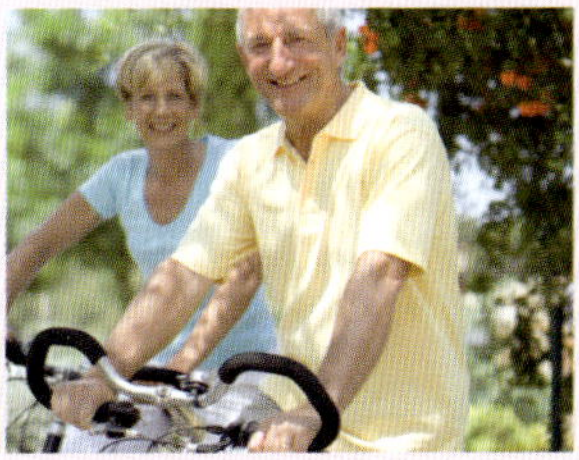

Mögliche Begleittherapien

F Wie können mir Begleittherapien bei Rheuma helfen?

Richtig eingesetzt, können Begleittherapien dazu beitragen, Symptome zu lindern oder das Allgemeinbefinden zu bessern. Einige helfen zu entspannen, Stress abzubauen oder besser zu schlafen, und der Schmerz lässt nach.

F Welche Art von Begleittherapie ist sinnvoll?

Begleittherapien lassen sich in drei Kategorien aufteilen: Naturheil- und Ergänzungsmittel wie Heilpflanzen und Homöopathie, Körpertherapien wie Massage und Bewegungstherapien, wie z. B. Yoga. Manche von Ihnen gibt es schon sehr lange. All diese Therapien sind als Ergänzung, nicht als Ersatz der normalen Behandlung gedacht.

F Wie finde ich einen guten Therapeuten?

In vielen Ländern Europas benötigen Therapeuten für Begleittherapien eine anerkannte medizinische Qualifikation, bevor sie ihren Beruf ausüben oder andere darin anleiten dürfen. Da dies aber nicht für alle Therapieformen gilt, sollten Sie bei der Wahl eines Therapeuten vorsichtig sein. Bei vielen Begleittherapien gibt es eine Art Selbstregulierung durch professionelle Berufsverbände. Therapeuten, die ihrem Berufsverband beitreten möchten, müssen bestimmte Voraussetzungen erfüllen, z. B. eine gewisse Ausbildung absolviert haben.

F Kann ich im Internet einen Therapeuten suchen?

Oft kann man die Listen der Berufsverbände auch im Internet einsehen, doch manche Websites sind unzuverlässig. Prüfen Sie die Referenzen der anbietenden Organisation, seien Sie vorsichtig mit Ratschlägen, die denen Ihres Arztes widersprechen und mit Websites, auf denen Dienstleistungen oder Produkte verkauft werden.

Ⓕ Muss ich meinen Arzt informieren, wenn ich eine Begleittherapie beginne?

Wenn Sie davon erfahren, dass Ihnen eine bestimmte Begleittherapie vielleicht helfen könnte, sollten Sie mit Ihrem Arzt sprechen. Er kann Ihnen eventuell einen Therapeuten empfehlen. Manchmal kommt der Vorschlag für eine Begleittherapie auch vom Arzt selbst. Auch wenn Sie bereits eine Begleittherapie begonnen haben, sollten Sie Ihren Arzt oder Rheumatologen darüber informieren. Er kann Ihnen sagen, ob Sie ein bestimmtes Ergänzungsmittel gefahrlos nebenher einnehmen können; er weiß zudem, ob sich eine Therapie für Ihren Gesundheitszustand eignet. Notieren Sie die Auswirkungen der Therapie – ob positiv oder negativ – und sprechen Sie mit Ihrem Arzt darüber.

Ⓕ Gibt es pflanzliche Medikamente, die schmerzlindernd und entzündungshemmend wirken?

Nur wenige Heilkräuter wurden bislang auf ihre Wirkung bei Arthritis getestet, doch es gibt Hinweise darauf, dass einige von ihnen gegen Entzündung und Schmerz helfen. Zu ihnen gehören Katzenkralle, Ingwer und Kurkuma (s. Seite 72–73). Nehmen Sie jedoch auf keinen Fall Heilpflanzenpräparate ohne den Rat eines Arztes oder erfahrenen Therapeuten ein.

Ⓕ Wie sinnvoll ist Akupunktur?

Akupunktur kann sinnvoll sein, denn sie kann bei sehr vielen Krankheiten angewandt werden, u. a. bei arthrosebedingten Schmerzen, Fibromyalgie, Übelkeit, Kopfschmerzen, Depressionen und Rückenschmerzen. Die Wirkung bei Zahnschmerzen und Übelkeit ist erwiesen, die Ergebnisse bei der Fibromyalgie sind vielversprechend, doch ob Akupunktur bei Rückenschmerzen und Arthrose hilft, ist umstritten. Es wurde nachgewiesen, dass sie das Gehirn zur Freisetzung von Endorphinen anregt, die schmerzlindernd wirken.

Heilkräuter

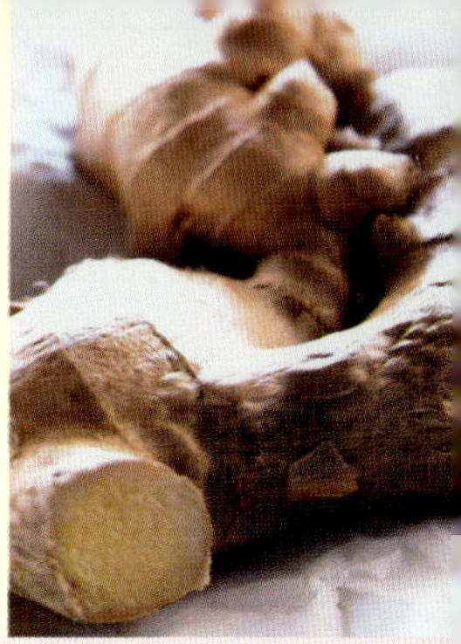

Nur wenige traditionelle Heilpflanzen wurden bisher wissenschaftlich auf ihre Wirkung bei Rheuma untersucht. Einige von ihnen scheinen aber durchaus hilfreich sein zu können.

KATZENKRALLE

Die Dornen dieser Rankenpflanze (*Uncaria tomentosa*) haben die Form von Katzenkrallen. Die Borke der Wurzeln hilft gegen Entzündungen und wird zur Stärkung des Immunsystems sowie bei Magen-Darm-Problemen eingesetzt. Die Ergebnisse zweier Studien zeigen, dass Katzenkralle bei Arthrose und Rheumatoider Arthritis hilfreich ist. Die empfohlene Dosis liegt bei dreimal täglich 500–1000 mg in Form von Kapseln. Wegen möglicher Wechselwirkungen sollte Katzenkralle nicht zusammen mit Hormonpräparaten, Insulin oder Impfstoffen eingesetzt werden.

TEUFELSKRALLE

Dieser Strauch (*Harpagophytum procumbens*) hat gebogene, krallenförmige Samenschoten. In ihnen ist die Substanz Harpagosid enthalten, die sich in zwei Studien als wirksam gegen Entzündungen und Schmerzen gezeigt hat. Teufelskralle ist ein bei Rheumapatienten beliebtes Heilmittel – als Kapseln, Tinktur oder Tee. Wechselwirkungen mit Warfarin (Marcumar) oder Medikamenten gegen Herzrhythmusstörungen und Diabetes sind möglich. Wenn Sie an Gallensteinen oder Magen- bzw. Zwölffingerdarmgeschwüren leiden, sollten Sie Ihren Arzt fragen. In der Schwangerschaft und in Kombination mit NSAR darf Teufelskralle nicht genommen werden (s. Seite 83).

CAYENNEPFEFFER

Cayennepfeffer (*Capsicum frutescens*) kann u. a. bei rheumatischen Schmerzen und Magenverstimmung eingesetzt werden. Das darin enthaltene Capsaicin regt die Freisetzung von Endorphinen an. Obgleich die Wirksamkeit von Capsaicin wissenschaftlich nicht erwiesen ist, cremen viele Rheumapatienten die betroffenen Gelenke regelmäßig mit Capsaicinsalbe ein. Die Salbe sollte nicht auf rissige und gereizte Haut aufgetragen werden. Nach dem Auftragen müssen Sie sich die Hände gut waschen. Der Verzehr zu großer Mengen von Cayennepfeffer kann gefährlich sein, da es die Körpertemperatur erhöht.

INGWER

Die Ingwerwurzel (*Zingiber officinale*) ist ein altes Heilmittel bei Verdauungsproblemen sowie bei Rheumaschmerzen. In einer Studie konnte nachgewiesen werden, dass Ingwer die Schmerzen bei Arthrose lindert. Ingwer hemmt die Wirkung bestimmter Körpersubstanzen (Leukotriene), die Schmerzen und Entzündung hervorrufen. Verwenden Sie Ingwer zum Kochen. Wenn Sie blutverdünnende Mittel nehmen, an Gallensteinen, Diabetes oder Herzproblemen leiden, dürfen Sie Ingwer erst nach Rücksprache mit Ihrem Arzt einsetzen.

KURKUMA

Kurkuma (*Curcuma longa*) wird in der traditionellen chinesischen und ayurvedischen Medizin gegen Entzündungen und Rheumaschmerzen eingesetzt. Einige Studien lassen vermuten, dass Kurkuma in Kombination mit anderen Ergänzungsmitteln wirksam ist. Hohe Dosen haben eine blutverdünnende Wirkung und können zu Magen-Darm-Problemen führen. Bei Gallensteinen dürfen Sie Kurkuma nicht einnehmen.

BROMELAIN

Bromelain ist ein Enzym und wird aus der Ananaspflanze (*Ananas comosus*) hergestellt. In mehreren Studien wurde seine entzündungshemmende Wirkung nachgewiesen, zudem kann es Schmerzen lindern. Die empfohlene Dosis beträgt dreimal täglich 400–600 mg Bromelain in Kapselform. Während Schwangerschaft und Stillzeit und mit Blutverdünnungsmitteln darf es nicht eingenommen werden. Hohe Dosen können Magenprobleme verursachen.

KLETTE

Die Wurzeln der Klette (*Arctium lappa*) werden traditionell bei vielen Krankheiten eingesetzt, auch bei Rheuma. Für die Wirksamkeit gibt es keine wissenschaftlichen Beweise. Diabetiker sollten vor der Einnahme ihren Arzt befragen. Klettenwurzel kann die Wirkung von Antibabypillen, Hormonersatztherapien und Blutverdünnungsmitteln wie Warfarin (Marcumar) oder Heparin beeinträchtigen.

BOSWELLIA (WEIHRAUCH)

Dieses Heilkraut (*Boswellia thurifera*) wird in der chinesischen und ayurvedischen Medizin oft verwendet. Es gibt Hinweise, dass Boswellia die Entzündung bei Rheuma lindern kann, insbesondere in Kombination mit dem indischen Heilkraut Ashwagandha. Über die Unbedenklichkeit der Behandlung liegen jedoch keine Erkenntnisse vor. Empfohlen werden dreimal täglich 150 mg Boswellia-Extrakt.

Mythos »Was natürlich ist, ist auch sicher.«

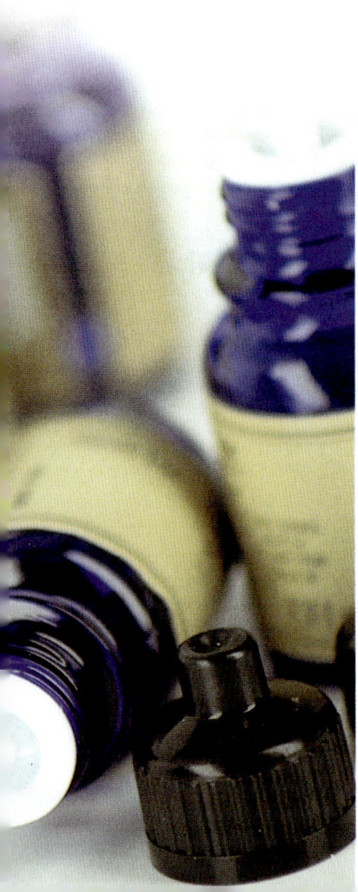

Wahrheit Es gibt zahlreiche natürliche Substanzen, die gefährlich sind. Naturheilmittel können Nebenwirkungen hervorrufen und Wechselwirkungen mit anderen Medikamenten auslösen. Halten Sie sich an die Dosierungsvorschriften. Nicht jedes Naturheilmittel ist für alle Patienten geeignet. Es ist unerlässlich, zuverlässige Produkte zu wählen und zu prüfen, wie hoch ihr Wirkstoffanteil genau ist. Bevor Sie sich für ein Naturheilmittel entscheiden, ziehen Sie Ihren Arzt zurate.

(F) Welche Homöopathika helfen gegen Rheuma?

Ein Homöopath mit Erfahrung in der Behandlung von Rheuma wird zur Linderung der Symptome ein oder mehrere Mittel empfehlen. Es gibt Hinweise auf die Wirksamkeit der folgenden Substanzen: *Rhus toxicodendron* gegen Gelenksteifigkeit bei Arthrose, *Apis mellifica* gegen heiße, geschwollene und berührungsempfindliche Gelenke bei Rheumatoider Arthritis und *Causticum* für Menschen mit stark wetterfühligen Gelenken.

(F) Was kann ich von Bewegungstherapien wie Yoga, Tai Chi oder Pilates erwarten?

Mobil zu bleiben ist für Rheumapatienten besonders wichtig (s. Seite 158). Bei steifen oder schmerzenden Gelenken besteht eine große Versuchung, sich zu schonen, doch dies kann zu noch größeren Problemen führen. Bewegungstherapien vermitteln neue Wege, den Körper gerade zu halten, zu strecken und zu bewegen. Diese Veränderungen werden Ihre Haltung verbessern und dadurch möglicherweise nicht nur die Symptome lindern, sondern das allgemeine Wohlbefinden steigern.

(F) Lohnt es sich, für eine gesündere Haltung die Alexandertechnik zu erlernen?

Wahrscheinlich ja. Die Technik basiert auf der Vorstellung, dass Kopf, Hals und Wirbelsäule eine entscheidende Rolle bei der Beweglichkeit und Gesundheit des ganzen Körpers spielen. Im Laufe der Jahre haben Sie sich eventuell ungünstige Bewegungsmuster angewöhnt. Unbewusst verspannen Sie sich und nehmen eine ungesunde Körperhaltung ein. Die Alexandertechnik wird in Einzelunterricht vermittelt. Durch Berührungen zeigen Ihnen die Therapeuten, wie Sie Haltungsprobleme verbessern und Ihren Körper so »natürlich« wie möglich bewegen lernen. Die Technik hilft Menschen mit Atemproblemen und Rückenbeschwerden; sie beeinflusst das vegetative Nervensystem und mildert so Stress und Ängste ab.

F Könnte eine Massage mir gegen die Rheumabeschwerden helfen?

Eine Massage kann helfen, den durch die Krankheit entstehenden Stress zu lösen. Die moderne Form der Massage, auch schwedische Massage genannt, wurde im 19. Jahrhundert von Per Henrik Ling entwickelt. Inzwischen existieren zahlreiche unterschiedliche Techniken, darunter auch sanftere Methoden. Es gibt verschiedene Weichteilmassagetechniken, wobei gelegentlich auch ätherische Öle verwendet werden (s. Seite 77). Massage wird bei vielen Beschwerden angewandt – von Rückenbeschwerden und Fibromyalgie bis zu Reizdarm, Kopfschmerzen und allgemeiner Verspanntheit; die Wirksamkeit ist erwiesen. Vermeiden Sie jedoch Massagen bei entzündeten Gelenken. Fragen Sie Ihren Arzt, ob eine Massagetherapie für Sie geeignet ist.

F Können Körpertherapien meine Schmerzen lindern oder meine Beweglichkeit fördern?

Ja. Berührungstechniken und Körpertherapien, wie Massagen, Chiropraktik und Osteopathie, sind inzwischen anerkannte Begleittherapien. In erfahrenen Händen lindern Schmerzen und stellen Körperfunktionen und die Beweglichkeit wieder her. Sie zielen darauf ab, das Gleichgewicht des Körpers sowie die Ausgewogenheit von Skelett und Muskulatur wiederherzustellen. Auch hier ist die Erfahrung des Therapeuten wichtig. Vorsicht ist geboten bei entzündeten Gelenken.

F Gibt es weitere Körpertherapien, die mir helfen könnten?

Ja, auch wenn es wenig wissenschaftliche Belege für deren Wirksamkeit gibt. Die Aromatherapie steigert Vitalität und Wohlbefinden. Die ätherischen Öle helfen bei vielen Beschwerden, zum Beispiel bei Anspannung und Schlaflosigkeit. Auch eine Reflexzonenmassage fördert – wie jede Massageform – die Entspannung und kann Erleichterung bei Stresssymptomen bringen.

WEICHTEILMASSAGE

Massagen können Rheumasymptome, wie Schmerzen, Steifigkeit oder Verspannungen lindern. Die Massage erhöht den Blutfluss zu den Muskeln und reduziert so die Verspannung, wodurch auch der Schmerz nachlässt und die Beweglichkeit erleichtert wird. Bei akuten Attacken sollten Sie sich nicht massieren lassen.

THERAPIE	WAS GESCHIEHT DABEI?	WOZU DIENT SIE?
Schwedische Massage	Verwendet Kneten (Petrissage) oder rhythmisches Streichen (Effleurage); gelegentlich kommen Öle oder Elektrostimulation zum Einsatz.	Vermindert Steifigkeit und löst Verspannungen. Ist hilfreich bei Arthrose, Rheumatoider Arthritis und Fibromyalgie.
Stuhlmassage	Manipulation in einem speziellen Stuhl, der den Körper beugt und dadurch dem Masseur den Zugang zu verspannten Gelenken erleichtert.	Bei Gelenkschmerzen in Nacken und Rücken, Fibromyalgie- und Rheumaschmerzen – solange der Stuhl bequem ist.
Myofascial Release	Vorsichtige Manipulation der dünnen Häute, die die Muskeln umgeben – zur Dehnung des Gewebes und zur Schmerzlinderung.	Bei Fibromyalgie und allgemeiner Verspanntheit in Zusammenhang mit chronischen Krankheiten.
Tiefengewebsmassage	Löst die Spannung in tiefer gelegenen Weichteilschichten als bei der schwedischen Massage; Manipulation quer zu den Muskelfasern. Kann Narbengewebe in den Weichteilen auflösen.	Bei allen Rheumaformen. Die Tiefengewebsmassage eignet sich insbesondere für rheumatisch bedingte Rückenschmerzen.

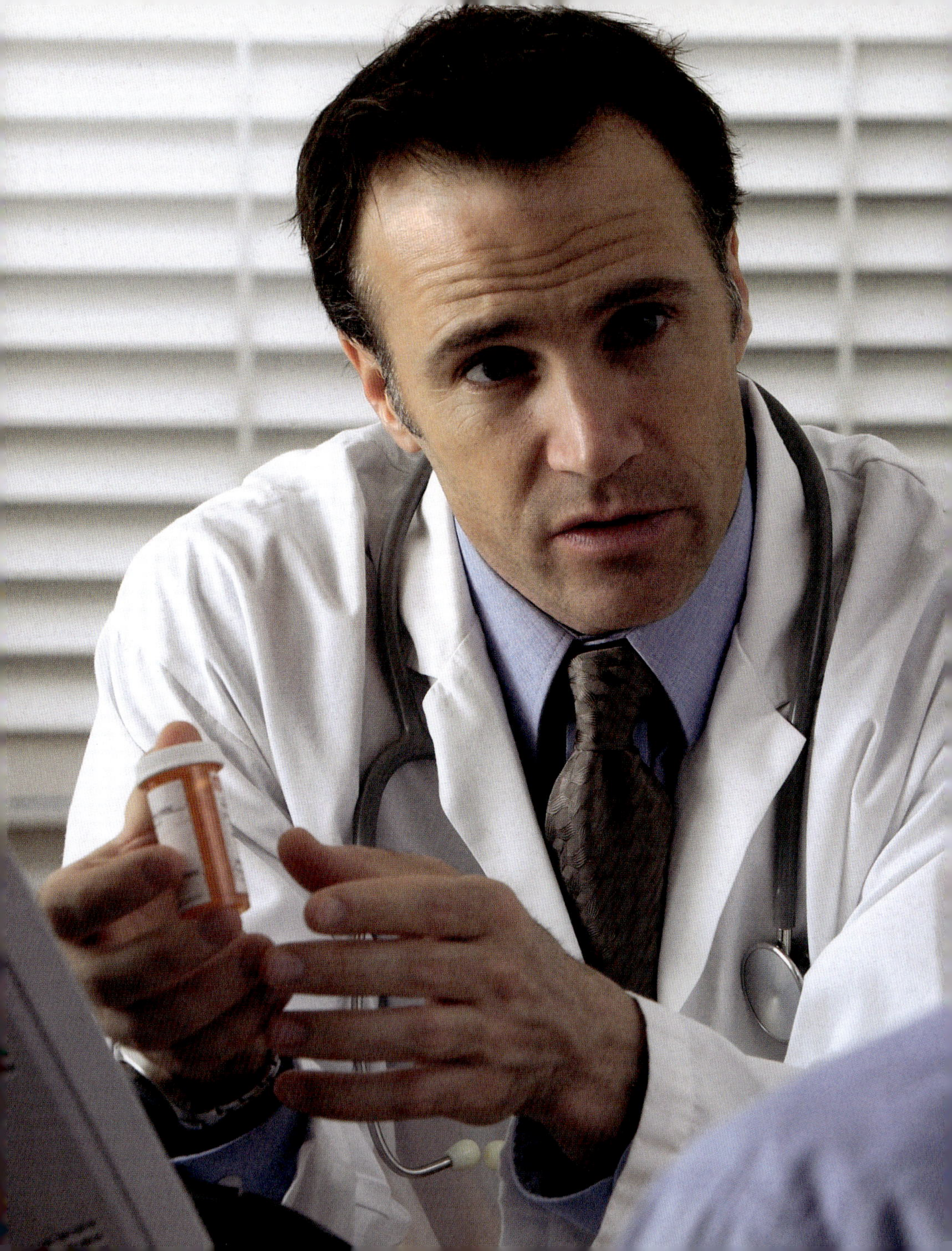

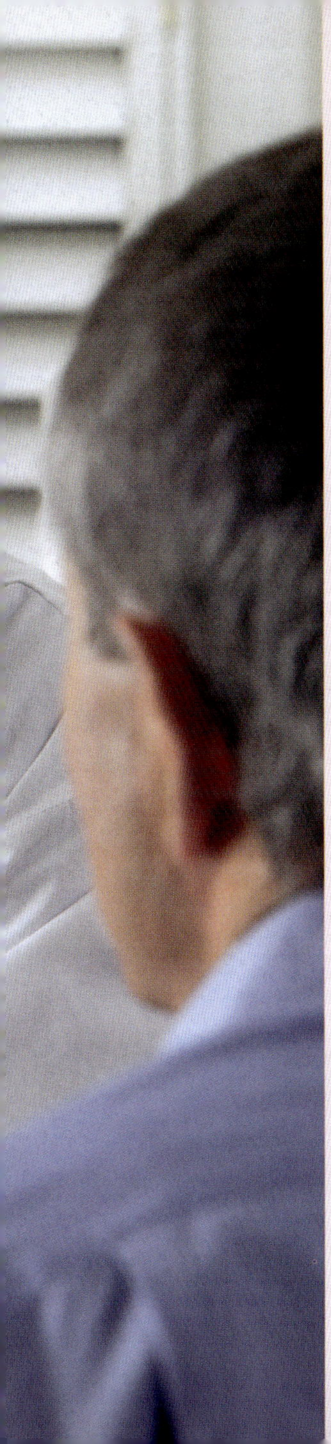

Medi-
kamente

In den letzten Jahrzehnten haben sich Pharmakologen vermehrt darum bemüht, Medikamente gezielt auf bestimmte Krankheiten abzustimmen. Sie suchen nicht mehr nach der magischen Formel gegen alle Arten von Rheuma und verwandter Krankheiten, die die Skelettmuskulatur betreffen. Meistens wird die medikamentöse Behandlung mit anderen Therapien kombiniert.

Medikamente anwenden

F Wie beginnt die medikamentöse Behandlung bei Rheuma?

Die meisten Betroffenen müssen irgendwann Medikamente einnehmen. Normalerweise bewegt sich die Behandlung schrittweise fort, von den einfachen Medikamenten bis hin zu den komplexen, die entweder allein oder in Kombination mit anderen Mitteln verschrieben werden – abhängig davon, wie ausgeprägt Ihr Krankheitsbild ist. Bei vielen rheumatischen Erkrankungen kann Ihnen der Arzt Schmerzmittel und nichtsteroidale Antirheumatika (NSAR) verschreiben. Ist eine noch wirkungsvollere medikamentöse Behandlung nötig, wird er Sie an einen Rheumatologen überweisen.

F Gibt es allgemeine Regeln für die Medikamenteneinnahme?

Bevor Sie ein Medikament einnehmen, sollten Sie sich genau informieren, wie und wogegen es wirkt. Beachten Sie die Dosierungsanleitung – wie viel, wie oft und zu welcher Tageszeit. Schreiben Sie sich eine Art Stundenplan, damit Sie nicht alles im Kopf behalten müssen. Informieren Sie sich über mögliche Wechselwirkungen mit anderen Medikamenten, Kräutern, Nahrungsergänzungs- oder Naturheilmitteln, die Sie einnehmen.

F Kann ich Rheumamittel auch rezeptfrei in der Apotheke kaufen?

Eine Reihe von Tabletten erhalten Sie rezeptfrei in der Apotheke. Ihr Apotheker kann Sie hierzu qualifiziert beraten. Für eine gut abgestimmte Therapie sollten Sie sich aber nicht allein darauf verlassen: Lassen Sie sich die Vor- und Nachteile immer von Ihrem Arzt erklären, damit Sie in der Lage sind, ein ausgewogenes Urteil zu treffen. Lesen Sie die beigefügten Informationen und halten Sie die vorgegebene Dosierung ein.

Ⓕ **Kann ich den Informationen im Internet vertrauen?**

Nicht immer. Viele Menschen suchen online nach Gesundheitsinformationen. Viele dieser Informationen sind korrekt, aktuell und nützlich, aber manche Websites sind auch einseitig und bewerben Produkte. Es gibt keine Reglementierung von Online-Informationen!

Ⓕ **Woher weiß ich, welche Nebenwirkungen das verschriebene Medikament haben wird?**

Ihr Arzt sollte Ihnen sowohl die Vorteile als auch die Nachteile einer medikamentösen Behandlung erklären, damit Sie Ihre eigene fundierte Entscheidung treffen können. Es ist ganz natürlich, dass Sie sich um die Nebenwirkungen Ihrer Therapie Gedanken machen. Vergessen Sie aber nicht, wie sehr Sie vermutlich von den verschriebenen Medikamenten profitieren werden.

Ⓕ **Wie kann ich sicher sein, dass sich die Rheumamittel mit anderen Medikamenten vertragen, die ich nehme?**

Ihr Arzt hat Zugang zu Listen, die die Wechselwirkungen zwischen Medikamenten beschreiben. Er wird Sie auf die schwerwiegendsten Wechselwirkungen eines Medikaments hinweisen. Verschreibt Ihnen Ihr Arzt Medikamente, die mit hoher Wahrscheinlichkeit zu Wechselwirkungen führen, wie z. B. Antikoagulantien, wird er Ihnen die notwendigen Warnhinweise geben.

Ⓕ **Gibt es auch Medikamente, die ich direkt auf das betroffene Gelenk auftragen kann?**

NSAR, Schmerzmittel und homöopathische Medikamente sind auch zum Auftragen auf die Haut erhältlich. Diese Medikamente werden durch die Haut langsamer aufgenommen als solche zur oralen Einnahme. So können die Nebenwirkungen zwar reduziert, aber nicht völlig verhindert werden. Hautreizmittel, wie z. B. Capsaicin, werden ausschließlich auf die Haut aufgetragen. Laut Angaben der Hersteller besteht die einzige Nebenwirkung aus Schmerzen auf der Stelle der Applikation, doch die Patienten gewöhnen sich schnell an diesen Effekt.

Mythos »Medikamente zur äußerlichen Anwendung wirken schneller.«

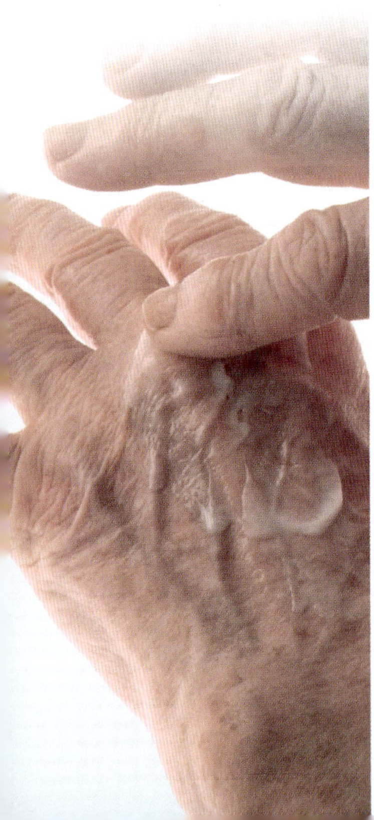

Wahrheit Äußerlich anzuwendende Medikamente werden durch die Haut langsamer aufgenommen als Medikamente zur oralen Einnahme. Es gibt wenige Belege dafür, dass äußerlich angewandte Mittel lange genug im Gelenk bleiben, bevor sie vom Blutkreislauf wieder weggespült werden. Wenn die Wirkstoffe im angrenzenden Gewebe verbleiben, können sie lokal helfen, möglicherweise beruht ihr Effekt zum Teil aber auch auf Suggestion. Die Wirkung der Medikamente hält oft nicht lange an.

Schmerzmittel und NSAR

Ⓕ Wozu dienen Analgetika?

Analgetika sind schmerzlindernde Medikamente, die bei vielen rheumatischen Erkrankungen eingesetzt werden. Man unterteilt sie in opioide und nichtopioide Analgetika. Opioidanalgetika sind starke Schmerzmittel mit morphinähnlichen Eigenschaften. Zu den nichtopioiden Analgetika gehören Paracetamol sowie NSAR wie Acetylsalicylsäure und Ibuprofen.

Ⓕ Welche Schmerzmittel gibt es ohne Rezept?

Medikamente mit den Wirkstoffen Paracetamol, Acetylsalicylsäure oder Ibuprofen gehören zu den bekanntesten Arzneimitteln, die auch ohne Rezept erhältlich sind.

Ⓕ Haben Schmerzmittel Nebenwirkungen?

Paracetamol können Sie normalerweise in einer Dosis von 500 mg gefahrlos bis zu achtmal am Tag einnehmen. Höhere Dosen und die Kombination mit Alkohol sollten Sie vermeiden, da sonst die Gefahr von Leberschäden besteht. Acetylsalicylsäure und andere NSAR können Magen-Darm-Probleme verursachen. Acetylsalicylsäure wird bei Rheuma sehr selten verschrieben, denn die benötigten Dosen wären hier so hoch, dass die Nebenwirkungen den Nutzen überwiegen.

Ⓕ Wenn Paracetamol meine Schmerzen nicht lindert, brauche ich ein Rezept für ein stärkeres Medikament?

Paracetamol kann die Schmerzen vieler Rheuma-Formen lindern. Tut es dies nicht und stellt der Arzt fest, dass Sie an einer degenerativen rheumatischen Erkrankung leiden, die weniger gut auf NSAR anspricht, können Sie stärkere Tabletten einnehmen. Helfen auch diese nicht, kann Ihr Arzt noch stärkere Schmerztabletten verschreiben, wie Metamizol oder Tramadol.

F Ich habe lange das Schmerzmittel Rofecoxib eingenommen. Stimmt es, dass es vom Markt genommen wurde?

Ja. Medikamente unterliegen in den meisten Ländern strengen Zulassungskontrollen. 2004 und 2005 wurden die COX-2-Inhibitoren Valdecoxib und Rofecoxib vom Markt genommen, Celecoxib und Etoricoxib sind weiter erhältlich. Die Zulassung von Lumiracoxib in Deutschland und der Schweiz ruht seit November 2007. Grund ist ein erhöhtes Risiko für schwere Nebenwirkungen. Nach einer Überprüfung durch die Europäische Agentur für die Beurteilung von Arzneimitteln (EMEA) im Jahr 2005 wurden die Ärzte angewiesen, die kleinste Dosis für die kürzeste Dauer zu verschreiben.

F Wozu dienen NSAR?

NSAR (nichtsteroidale Antirheumatika) werden häufig verschrieben, da sie bei vielen Rheuma-Arten eingesetzt werden können, insbesondere bei entzündlichen Formen und bei geschwollenen, steifen und überwarmen Gelenken, die nicht zwangsläufig Schmerzen verursachen. Sie heißen nichtsteroidal, weil sie keine Kortikosteroide enthalten, die schwere Nebenwirkungen haben können. Weil sie sehr schnell wirken, werden NSAR oft im Frühstadium oder bei akuter Verschlechterung einer Rheumatoiden Arthritis eingesetzt.

F Gibt es auch frei verkäufliche NSAR?

Nur ein NSAR – Ibuprofen – ist frei erhältlich, jedoch in einer wesentlich niedrigeren Dosierung als die gewöhnlich vom Arzt verschriebene Variante.

F Haben NSAR Nebenwirkungen?

NSAR haben mehr Nebenwirkungen als Schmerzmittel, doch Patienten, die darauf angewiesen sind, halten sie für sehr wirksam. Zu den Nebenwirkungen gehören Magen-Darm-Störungen sowie leichte Veränderungen der Nierenfunktion, die jedoch reversibel sind.

F Kann ich Nebenwirkungen auf Magen und Darm vermeiden, wenn ich NSAR als Zäpfchen nehme?

Nein. Die meisten Magen-Darm-Beschwerden gehen auf die Abbauprodukte des Medikaments zurück, die im Blut zirkulieren, und weniger auf eine Reizung des Magens. Zäpfchen reduzieren das Risiko für Magen-Darm-Beschwerden nur unwesentlich.

DIE NSAR-AUSWAHL

Zurzeit sind etwa 40 bis 50 verschiedene NSAR auf dem Markt. Entscheidend ist, dass Sie und Ihr Arzt entscheiden, welches NSAR Ihnen in Ihrem Schmerzzyklus am besten hilft. Sie und Ihr Arzt sollten bei der Wahl des geeigneten Mittels auf die folgenden Faktoren achten:

- Die Gattung, zu der das NSAR gehört, hat Auswirkungen auf die möglichen Nebenwirkungen, zum Beispiel Störungen des Magen-Darm-Trakts.
- Bedenken Sie die Wirkungsdauer eines NSAR bei Einnahme einer einzelnen Tablette, gemessen in der sogenannten Halbwertszeit. Einige Tabletten müssen vier- bis fünfmal pro Tag genommen werden, andere nur ein einziges Mal.
- Die Art und Weise, wie ein NSAR auf den Entzündungsprozess wirkt, kann von Bedeutung sein. Normalerweise blockiert ein NSAR die Wirkung bestimmter Entzündungsmediatoren.

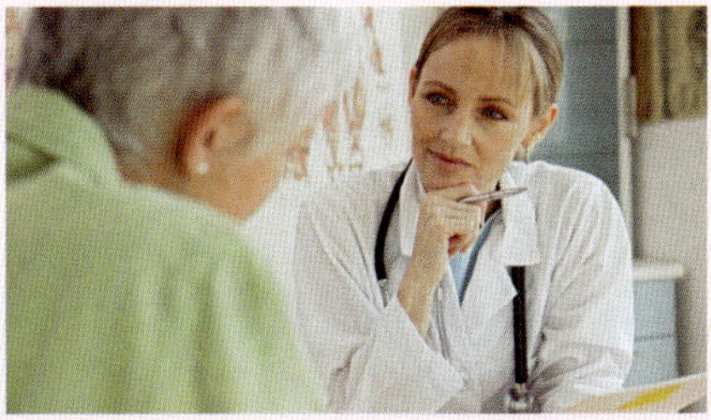

DER KOSTENFAKTOR: Spielt der Preis eines Medikaments eine Rolle, wird Ihr Arzt ein Medikament aus der Liste älterer generischer NSAR auswählen, deren Wirksamkeit und Sicherheit schon länger nachgewiesen sind. Zur Wahl stehen kurz wirksame Medikamente, wie z. B. Ibuprofen, die mindestens viermal pro Tag eingenommen werden, daneben Medikamente wie Diclofenac und Naproxen (zwei- bis dreimal pro Tag) sowie z. B. Piroxicam, das nur einmal pro Tag genommen wird. Sie können auch die kürzer wirksamen Medikamente als Retardtabletten einnehmen.

Ⓕ Gibt es auch NSAR, die keine Magen-Darm-Probleme verursachen?

NSAR verursachen Magenprobleme, da sie die Wirkung eines Enzyms namens COX-1 hemmen, das einen schützenden Effekt auf die Magen- und Darmschleimhaut hat. Aus diesem Grund werden sie auch COX-1-Hemmer oder COX-1-Inhibitoren genannt. Eine relativ neue Art der NSAR namens COX-2-Inhibitoren wirkt gezielter gegen die Entzündung und beeinträchtigt im Vergleich zu den älteren Medikamenten die COX-1-Enzyme nicht.

Ⓕ Was für Risiken bestehen bei der Einnahme von COX-2-Inhibitoren?

COX-2-Inhibitoren können die Entstehung von Herz-Kreislauf-Erkrankungen begünstigen. Es handelt sich hierbei jedoch um Einzelfälle und die Meinung ist verbreitet, dass das Risiko für Herz-Kreislauf-Erkrankungen genauso hoch wäre, wenn alle Patienten, die heute COX-2-Inhibitoren verwenden, wieder zu den alten Medikamenten zurückkehren würden. Das Risiko eines leichten Schlaganfalls oder Herzinfarkts beträgt etwa ein pro 400 Patienten, eventuell weniger. Zudem gibt es Hinweise darauf, dass bei einer Einnahmedauer von unter einem Jahr keine Gefahr besteht.

Ⓕ Wenn die Bedenken gegenüber den COX-2-Hemmern so groß sind, sind sie dann überhaupt noch erhältlich?

Die COX-2-Hemmer Celecoxib und Etoricoxib sind noch erhältlich, andere Wirkstoffe wurden vom Markt genommen oder ihre Zulassung ruht. Besprechen Sie das Risiko der Einnahme mit Ihrem Arzt. Sind bei nahen Verwandten Fälle von Herzerkrankungen oder Schlaganfällen aufgetreten, schließt dies nicht automatisch eine Einnahme des Medikaments aus, doch wenn Sie selbst in der Vergangenheit davon betroffen waren, sollten Sie das Ihrem Arzt mitteilen. Alternativ wird Ihr Arzt Ihnen vorschlagen, wieder ein NSAR einzunehmen – und zusätzlich eine Tablette zum Schutz des Magens.

Kortikosteroide

F Können mir Kortikosteroide, z.B. Kortison, gegen mein Rheuma helfen?

Die Behandlung mit Steroiden wird unter Rheumatologen diskutiert. Wird die Krankheit von einer Entzündung der Arterien begleitet, sind Steroide vertretbar. Bei manchen Krankheiten, wie z. B. der Polymyalgia rheumatica, (s. Seite 42) sind sie sogar sehr wirkungsvoll. Auch bei älteren Patienten mit Rheumatoider Arthritis hat sich die Einnahme geringer Dosen auf täglicher Basis bewährt.

F Haben Kortikosteroide Nebenwirkungen?

Kortikosteroide sind zwar hochwirksam gegen Entzündungen, verursachen aber auch eine Vielzahl von Nebenwirkungen. Dazu zählen eine Suppression der Nebennieren, Bluthochdruck, Magengeschwüre, grauer Star und Osteoporose. Bei einigen Rheumaformen führen Kortikosteroide zu spröder, leicht verletzlicher Haut.

F Ist es sinnvoll, Kortikosteroide direkt ins betroffene Gelenk zu injizieren?

Medikamente, die direkt in das betroffene Gelenk injiziert werden, können bei vielen Rheumaformen von Nutzen sein. Normalerweise wird ein Steroid injiziert; dies ist besonders hilfreich, wenn die Entzündung sich auf ein Gelenk beschränkt. Um das Risiko für Nebenwirkungen zu minimieren, sollte der Arzt ein schwer lösliches Medikament auswählen, das länger im Gelenk verbleibt.

F Helfen Injektionen von »Schmiermitteln« bei Arthrose?

Für die intraartikuläre Injektion wurden viele Substanzen entwickelt, z. B. Hyaluronsäure. Diese Schmiermittel sind zwar teurer als Steroide, ihre Verwendung ist jedoch sinnvoll, wenn die Erkrankung keine entzündliche Komponente aufweist. Schmiermittel können kurzzeitig die Symptome bei Arthrose abschwächen.

Medikamente gegen Arthrose

Ⓕ Kann man Arthrose mit Medikamenten heilen?

Es gibt kein Mittel, mit dem man eine Arthrose heilen kann. Mit Medikamenten lassen sich jedoch Schmerzen und Steifigkeit lindern. Ihr Arzt kann Ihnen starke Schmerzmittel verschreiben und mit NSAR Entzündungen eindämmen, die die Krankheit begleiten.

Ⓕ Ist es möglich, mit einer frühzeitigen Behandlung den Krankheitsverlauf zu stoppen?

Arthrose schreitet langsam fort, daher ist es schwer zu beurteilen, welche Auswirkungen ein früher Behandlungsbeginn auf ihren Verlauf hat. Oft besteht eine genetische Veranlagung zur Arthrose, die sich durch eine frühe Intervention nicht beeinflussen lässt. Leichte Bewegung im Anfangsstadium kann die Symptome lindern. Analgetika oder NSAR verzögern den Krankheitsverlauf wahrscheinlich nicht, Glucosamin jedoch könnte diesen Effekt haben, vor allem am Knie.

Ⓕ Sollte ich die Medikamente regelmäßig oder nur bei Bedarf einnehmen?

Oft tritt der Schmerz nur bei Bewegung auf, ggf. zu einer bestimmten Tageszeit. Dann ist ein Medikament von kurzer Wirkdauer (s. Seite 85), kurz zuvor eingenommen, sinnvoller als eine Dosierung über 24 Stunden hinweg.

Ⓕ Was für neue Entwicklungen stehen bei der Arthrosebehandlung in Aussicht?

An Medikamenten, die den Krankheitsverlauf bei Arthrose beeinflussen oder die Krankheit sogar stoppen können, wird intensiv geforscht. Es gibt Hinweise darauf, dass Substanzen wie Glucosamin, Chondroitin oder bestimmte Vitamine hier von Nutzen sein könnten, aber die Belege dafür sind noch nicht ausreichend.

NSAR-BEHANDLUNG BEI ARTHROSE

Die gewichttragenden Gelenke, wie die Hüfte, sind besonders anfällig für die Knorpelschäden bei Arthrose. NSAR wirken gegen die Entzündung und werden zur Behandlung der Schmerzen und Steifigkeit eingesetzt, die mit der Erkrankung einhergehen. NSAR können die Krankheit jedoch weder heilen noch aufhalten. Als Reaktion auf die Schäden an Knorpel und Knochengewebe setzt der Körper chemische Substanzen (Prostaglandine) frei, die Entzündung und Schmerzen hervorrufen. Die NSAR verhindern die Produktion der Prostaglandine, reduzieren dadurch die Entzündung im Gelenk und lindern den Schmerz.

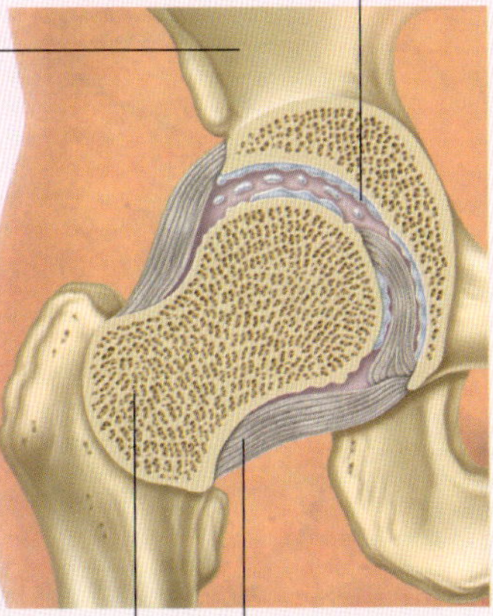

VOR DER BEHANDLUNG *Der Knorpel in einer an Arthrose erkrankten Hüfte ist geschädigt und das Gelenkgewebe ist entzündet.*

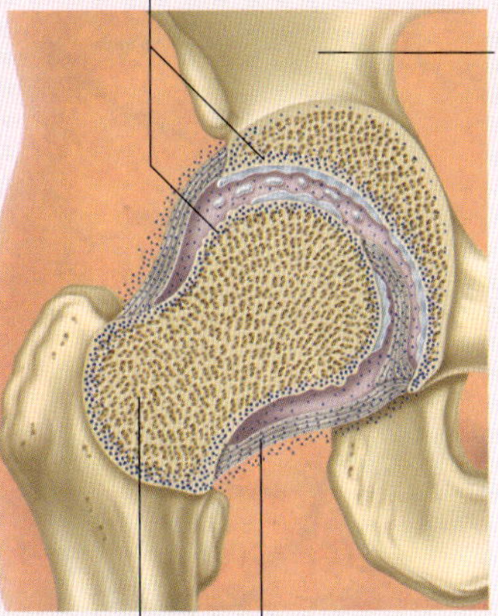

NACH DER BEHANDLUNG *Das NSAR reduziert die Entzündung und lindert dadurch den Schmerz, jedoch nur so lange, wie das Medikament angewandt wird.*

Medikamente gegen Rheumatoide Arthritis

F Können Medikamente Rheumatoide Arthritis heilen?

Vermutlich nicht. Verschiedene Schmerzmittel können die Schmerzen lindern, und mit NSAR lässt sich die Entzündung bekämpfen. Immer mehr Medikamente werden entwickelt, die den Krankheitsprozess aufhalten können.

F Kann eine frühzeitige Behandlung dabei helfen, dass die Rheumatoide Arthritis sich nicht verschlimmert?

Die Rheumatoide Arthritis ist eine entzündliche Erkrankung, die von einem Gelenk aus auf die umgebenden Sehnen und Sehnenscheiden übergeht. Später können auch andere Körperteile betroffen sein, z. B. Augen, Herz, Lungen, Haut und Blutgefäße. Es gibt Hinweise darauf, dass sich die Krankheit weniger stark ausprägt, wenn sie in den ersten sechs Monaten aggressiv angegangen wird.

F Reduzieren Kortikosteroide die Entzündung?

Ja, sie können sehr effektiv sein. Häufig wird Prednisolon verschrieben. Steroide kann der Arzt auch direkt in das entzündete Gelenk injizieren. Wegen der Nebenwirkungen müssen Dosierung und Behandlungsdauer aber sorgfältig abgestimmt werden. Wichtig ist, dass Sie nicht eigenständig die Therapie ändern oder gar beenden.

F Wenn NSAR oder Kortikosteroide nicht helfen, kann ich dann DMARDs einnehmen?

Möglicherweise. DMARDs können die Krankheit oft verlangsamen, wenn sie sie auch nicht stoppen können. Auf dem Markt sind mehrere DMARDs erhältlich (s. Seite 93). Sie sind getestet und bewährt, dazu relativ preiswert, und können entweder alleine oder zusammen mit anderen Medikamenten angewandt werden.

Ⓕ Wie oft und wie lange muss ich DMARDs einnehmen?

DMARDs wirken langsam, möglicherweise spüren Sie über einige Wochen oder Monate zunächst keinen Effekt. Wegen der Nebenwirkungen und weil jeder Patient anders reagiert, wird Ihr Rheumatologe die Dauer der Behandlung ganz individuell auf Sie abstimmen.

Ⓕ Wenn ich auf die DMARDs nicht anspreche, bekomme ich dann eine Kombinationstherapie oder biologische Medikamente?

Beides ist möglich, je nachdem, was für Sie erforderlich ist. Der Rheumatologe prüft die DMARDs und schlägt dann eine spezifische, genau auf Sie abgestimmte Kombination vor. Eine solche Kombination verwendet zum Beispiel Sulphasalazin, Methotrexat und Hydroxychloroquin. Eine Alternative ist die Behandlung mit einem sogenannten »Biological«, das injiziert wird.

Ⓕ Verschreibt mir der Arzt »Biologicals« immer vor DMARDs?

Eventuell. Trotz der hohen Kosten könnten »Biologicals« bald mehr verschrieben werden, vor allem in der frühen Krankheitsphase. Wegen ihres beträchtlichen Nebenwirkungsrisikos wurden sie bislang meist eingesetzt, wenn sich andere DMARDs bei einem Patienten als wirkungslos herausgestellt hatten. Inzwischen verschreiben Rheumatologen diese Medikamente immer früher, ernste Nebenwirkungen werden selten verzeichnet. Um allerdings bewährte DMARDs zu ersetzen, müssen »Biologicals« erst noch beweisen, dass sie deutlich besser wirken als diese.

Ⓕ Mein Mann und ich hätten gerne Kinder. Werden sich die DMARDs, die ich einnehme, auf das Baby auswirken?

Ja, besonders während der ersten drei Monate der Schwangerschaft. Normalerweise dürfen Sie drei bis sechs Monate vor Empfängnis keine DMARDs mehr einnehmen. Sprechen Sie mit Ihrem Arzt über Ihren Kinderwunsch und informieren Sie sich über die Risiken. Ggf. erhalten Sie eine Ersatztherapie. Manchmal »beruhigt« eine Schwangerschaft die Rheumatoide Arthritis.

Verbreitete DMARDs

Die folgenden DMARDs – einschließlich der »Biologicals« – werden zur Behandlung der Rheumatoiden Arthritis verschrieben. Auf der folgenden Liste sind die Medikamente nach Häufigkeit der Verschreibung sortiert.

METHOTREXAT

Ursprünglich gegen Krebs entwickelt, hat sich gezeigt, dass Methotrexat auch bei Psoriasis, Psoriasisarthritis und Rheumatoider Arthritis wirksam ist. Die Dosis bei Rheumatoider Arthritis wird individuell bestimmt und liegt meist um 20 mg pro Woche. Das Medikament kann auch injiziert werden. Regelmäßige Blutuntersuchungen sind notwendig, um zu verhindern, dass sich Methotrexat in toxischen Mengen im Knochenmark und der Leber ansammelt. Um Nebenwirkungen vorzubeugen, wird Methotrexat oft zusammen mit Folsäure verschrieben.

LEFLUNOMID

Dieses Arzneimittel wurde in den1990er-Jahren speziell für die Behandlung der Rheumatoiden Arthritis eingeführt. Es blockiert einen bestimmten Weg der Zellvermehrung und hält so das Fortschreiten der Krankheit auf. Nebenwirkungen (Bluthochdruck und eine erhöhte Anfälligkeit für Atemwegsinfekte) treten nur selten auf.

SULPHASALAZIN

Dieses Medikament wurde vor fast fünfzig Jahren zur Behandlung der Rheumatoiden Arthritis entwickelt. Sulphasalazin wird verbreitet eingesetzt; es besitzt zwar ähnliche Nebenwirkungen wie Methotrexat (z. B. Schädigung von Knochenmark und Leber sowie Hautausschläge), doch viele sind der Meinung, diese Nebenwirkungen seien weniger stark ausgeprägt. Regelmäßige Blutuntersuchungen sind notwendig.

HYDROXYCHLOROQUIN

Zahlreiche Medikamente gegen Malaria können die Rheumatoide Arthritis verbessern. Hydroxychloroquin ist wohl das sicherste. Eine sehr seltene, jedoch ernste Nebenwirkung ist eine Verschlechterung der Sehkraft, weshalb regelmäßige Untersuchungen beim Augenarzt ratsam sind.

AZATHIOPRIN

Dieser Prototyp einer Gruppe von Krebsmedikamenten verhindert das Zellwachstum. Da sich die Rheumatoide Arthritis wesentlich durch eine Wucherung des Synoviums auszeichnet, können geringe Dosen zur Behandlung sinnvoll sein. Das Medikament wurde mittlerweile fast völlig durch Methotrexat ersetzt. Regelmäßige Blutuntersuchungen sind notwendig.

CYCLOSPORIN

Dieses Medikament wurde aus einem Pilz isoliert, um die Abstoßung von Nierentransplantaten zu verhindern. Dabei entdeckte man, dass es auch bei Rheumatoider Arthritis wirkt. Mittlerweile wird es seltener eingesetzt. Zu den Nebenwirkungen gehören Bluthochdruck sowie eine Beeinträchtigung der Nierenfunktion.

INJIZIERBARE GOLDPRÄPARATE

Goldpräparate wurden als Heilmittel für Tuberkulose eingeführt; zufällig fand man heraus, dass sie Rheumatoide Arthritis stabilisieren können. Zu den Nebenwirkungen gehören Ausschläge, Nieren- und Knochenmarkschäden, daher sind regelmäßige Blutuntersuchungen wichtig. Oftmals ist das Medikament sehr wirksam.

»BIOLOGICALS«

In den 1990er-Jahren fanden Wissenschaftler heraus, dass die Rheumatoide Arthritis im Körper von einem chemischen Botenstoff namens Zytokin, dem TNF-alpha, gesteuert wird. Sie entdeckten ebenfalls, dass ein weiteres Zytokin namens IL-1 eine untergeordnete Rolle als Auslöser der Krankheit spielt. In der medizinischen Forschung wurden seither eine Reihe von Medikamenten entwickelt, sogenannte »Biologicals«, die diese Zytokine blockieren und so neutralisieren. Es gibt zurzeit fünf biologische Medikamente: Infliximab, Etanercept und Adalimumab hemmen die Wirkung des TNF-alpha, während Anakinra das IL-1 blockiert.

In den nächsten zwei bis drei Jahren werden vermutlich ein Vielzahl weiterer TNF-alpha-Blocker auf den Markt kommen, ein weiterer IL-1-Blocker und ein oder mehrere IL-6-Blocker. All diese Medikamente befinden sich momentan in der Testphase, viele sind Erfolg versprechend.

Zudem gibt es mindestens einen neuen Ansatz: Während die erwähnten »Biologicals« die T-Zellen hemmen, hemmt Rituximab die B-Zellen. Zurzeit wird Rituximab gegen bestimmte Krebsarten eingesetzt, aber Versuche bei Rheumatoider Arthritis fielen vielversprechend aus. Da das Medikament (für eine andere Indikation) zugelassen ist, setzen es viele Rheumatologen bereits ein, wenn »T-Zell-Biologicals« nicht wirken. Möglicherweise wird Rituximab in absehbarer Zeit auch zur Behandlung der Rheumatoiden Arthritis zugelassen.

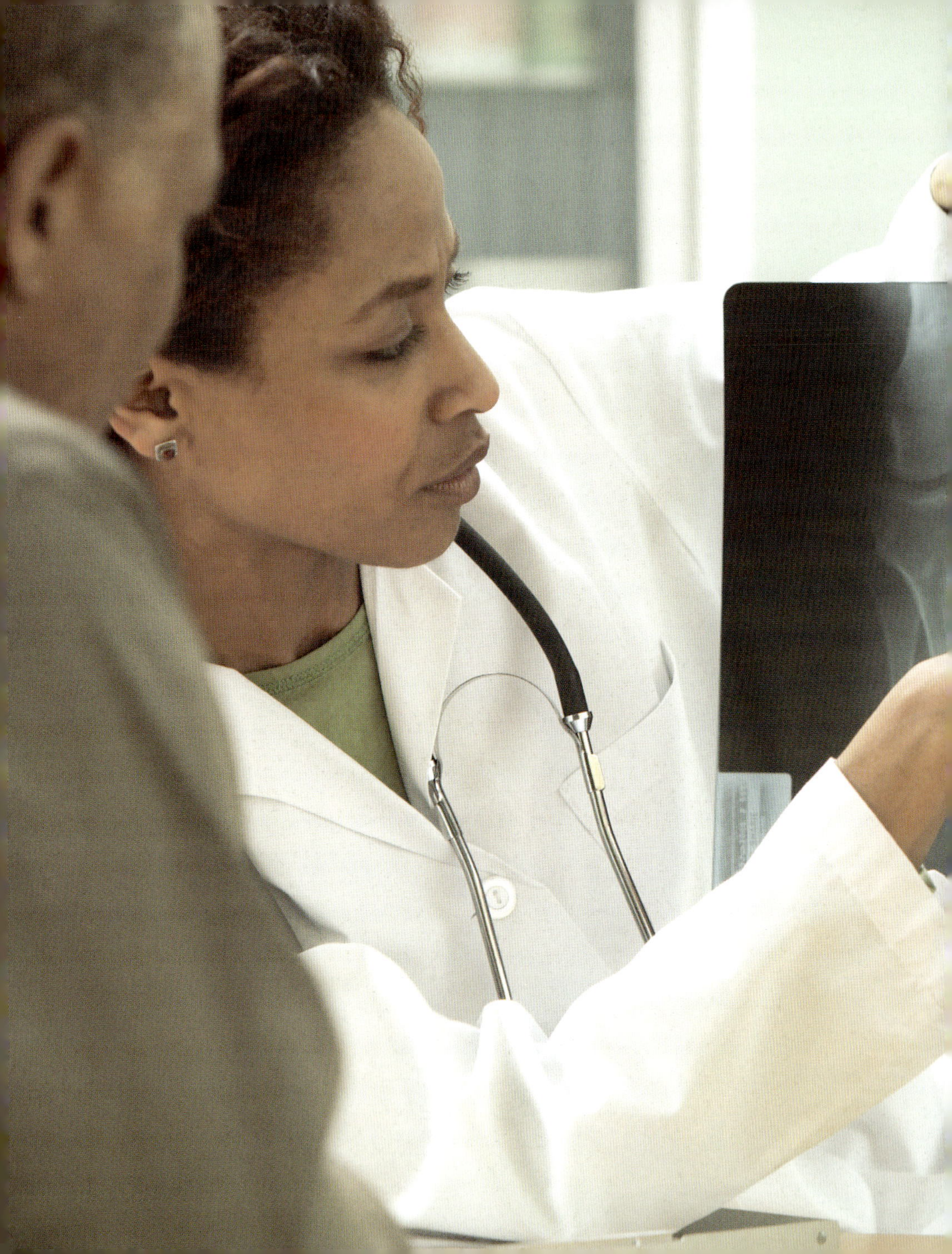

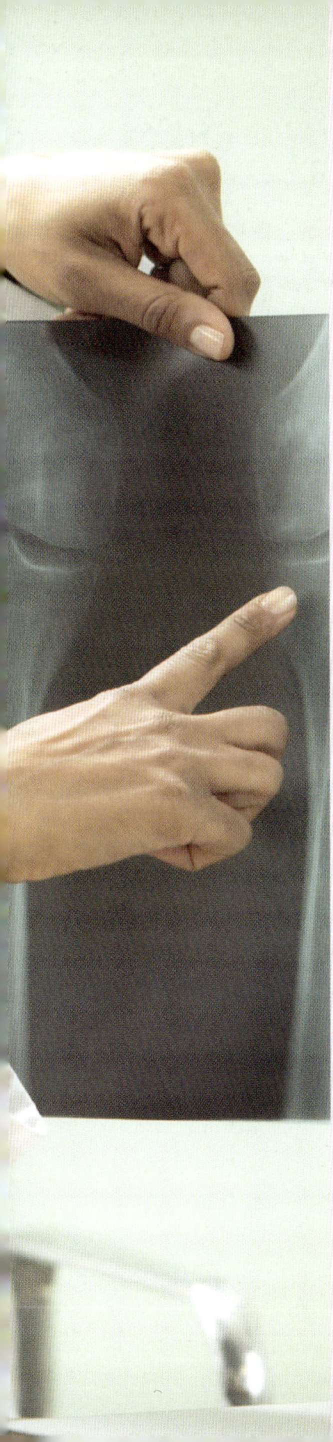

Chirurgische Behandlung

Moderne chirurgische Behandlungsmethoden, die sich auf bestimmte Gelenke konzentrieren, sind ausgefeilt, sicher und normalerweise erfolgreich. Die Gelenkersatzchirurgie, insbesondere des Knies, gehört zu den erfolgreichsten medizinischen Behandlungsmethoden überhaupt. Dabei wird von Ärzten und Therapeuten auch größter Wert auf die Vorbereitung der Operation und die Nachsorge gelegt.

Möglichkeiten der Chirurgie

F Wie stark müssen meine Schmerzen werden, bevor eine Operation in Betracht gezogen wird?

Wenn eines Ihrer Gelenke so geschädigt ist, dass die Schmerzbehandlung nicht mehr wirkt, oder wenn Sie das Gelenk kaum noch bewegen können, kann eine Operation der richtige Schritt sein. Dabei spielt es keine Rolle, an welcher Form von Rheuma Sie leiden. Mit Ihrem Arzt zusammen sollten Sie die Vor- und Nachteile gegeneinander abwägen, bevor Sie sich für eine Operation entscheiden. Auch der Rat anderer Ärzte und Therapeuten und von Ihrer Familie kann hilfreich sein.

F Wer führt eine Operation bei rheumatischen Erkrankungen durch?

Operationen bei Rheuma, besonders der Gelenkersatz, sind ein hochspezialisiertes Gebiet der orthopädischen Chirurgie. Viele Chirurgen und Orthopäden sind allein auf den Gelenkersatz spezialisiert und konzentrieren sich auf Hüfte, Knie oder Schulter. Die Ausbildung kann sehr lange dauern – meist länger als sechs Jahre nach der ärztlichen Zulassung. Viele Krankenhäuser ermöglichen die Ausbildung und Qualifikation zum Facharzt für orthopädische Chirurgie/operative Orthopädie.

F Werden für die Operation spezielle Einrichtungen oder spezielles Fachpersonal benötigt?

Gerade eine Gelenkersatzoperation stellt an das Krankenhaus hohe Qualitätsansprüche. Die Operationssäle sind mit keimfreien Laminar-Airflow-Systemen zur Reduktion des Infektionsrisikos ausgerüstet. Das Krankenpflegepersonal ist eigens geschult, um auf die Bedürfnisse von Patienten mit Gelenkersatz einzugehen. Ein multidisziplinäres Team aus Physiotherapeuten und Ergotherapeuten kümmert sich um eine effektive postoperative Erholung und Rehabilitation.

GELENKOPERATIONEN

Dem Operateur stehen eine Reihe von Behandlungsverfahren zur Auswahl, abhängig von den speziellen Problemen des Gelenks, das betroffen ist. Allgemein formuliert zielen sie alle darauf ab, den Schmerz zu lindern und die Lebensdauer des Gelenks zu erhöhen. Die wichtigsten Operationen sind Gelenkspülung, Synovektomie, Osteotomie, Fusion und Gelenkersatz.

ART DER OP	**ZWECK**	**EFFEKT**
Gelenkspülung	Entfernung loser Teile aus einem Gelenk, zum Beispiel dem Knie	Schmerzlinderung
Synovektomie	Entfernung der Gelenkauskleidung (Synovia) aus einem entzündeten Gelenk	Verlangsamung einer Arthritis
Osteotomie	Korrektur einer Deformität, Entlastung	Schmerzlinderung
Fusion	Verhinderung der Gelenkbewegung	Schmerzlinderung
Gelenkersatz	Teilweiser oder völliger Ersatz eines Gelenks durch ein Implantat, z. B. der Hüfte	Wiederherstellung der Beweglichkeit
Wirbelsäulen-OP	Druckentlastung der Wirbelsäule, Fusion benachbarter Wirbelkörper oder Entfernung einer geschädigten Bandscheibe	Schmerzlinderung

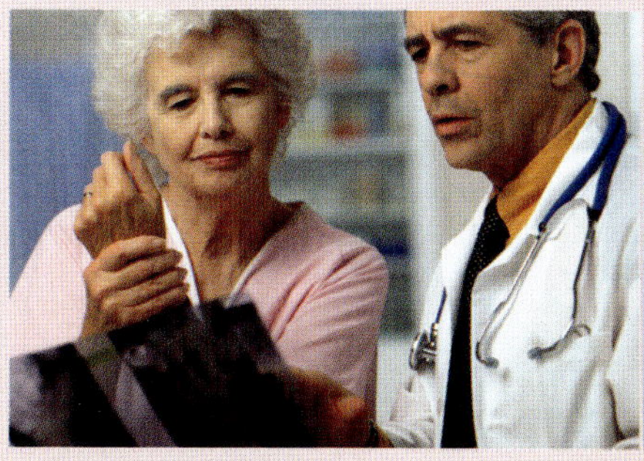

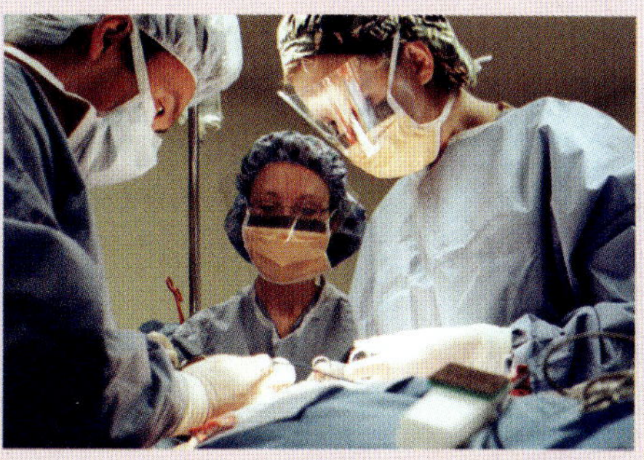

F Mir wurde zu einem minimal invasiven chirurgischen Eingriff geraten – welche Vor- und Nachteile hat diese Operation?

Die minimal invasive Chirurgie reduziert die Anzahl der Schnitte, um Blutverlust und Muskelschäden zu verringern. Bei einem Gelenkersatz kommt es zu einer schnelleren Erholung. Es ist jedoch umstritten, ob die minimal invasive Chirurgie beim Hüft- oder Kniegelenkersatz genauso effektiv ist wie konventionelle Methoden. Zu den Risiken zählen Frakturen des Oberschenkelknochens sowie Nervenschäden. Erkundigen Sie sich, wie lange Ihr Chirurg schon minimal invasive chirurgische Verfahren anwendet und wie hoch seine Erfolgsquote ist.

F Ich habe Arthrose im rechten Knie und mein Arzt meint, ich solle eine Gelenkumstellung machen lassen – was bedeutet das?

Die Arthrose des Knies betrifft meist das Innere des Gelenks und lässt die Beine krumm erscheinen. Mit Fortschreiten der Krankheit wird das Körpergewicht zunehmend auf das Innere des Kniegelenks verlagert. Mit einer Gelenkumstellung – das operative Verfahren dazu heißt Osteotomie (Knochendurchtrennung, s. Kasten Seite 99) – lässt sich die Deformität in manchen Fällen regulieren, die Schmerzen werden gelindert und ein Fortschreiten der Erkrankung kann aufgehalten werden.

F Verschiedene Untersuchungen haben ergeben, dass ich an einer rheumatischen Erkrankung der Wirbelsäule leide. Gibt es dafür Operationsmöglichkeiten?

Alle Formen von Rheuma können auch die Wirbelsäule befallen. Je nachdem, was Ihre Beschwerden verursacht, kann eine Operation sinnvoll sein. Sie beseitigt jedoch nicht die Erkrankung selbst. Wenn bei einer Arthrose Knochensporne den Platz für das Rückenmark oder die Nerven eingeengt haben (Stenose), kann der Chirurg in einem sogenannten Dekompressionsverfahren mehr Platz schaffen. Entsteht die Stenose durch einen Bandscheibenvorfall, werden die hervorstehenden Teile der Bandscheibe operativ entfernt. Diese Operation beseitigt allerdings nicht in jedem Fall den Schmerz.

Ⓕ **Mein Arzt sagt, ich habe lose Knochenteilchen in meinem Knie und das Gelenk solle gespült werden. Was geschieht dabei?**

Meist wird ein Arthroskop (eine faseroptische Röhre mit einer Kamera) in das Gelenk eingeführt, um die Sicht auf Knochenoberflächen, Knorpel und Bänder zu ermöglichen. Mit Instrumenten werden freie Gelenkkörper entfernt und freiliegender Knochen auf der Gelenkoberfläche angefräst (sog. Chondroplastie), um die Neubildung von Knorpelgewebe anzuregen. Eine Spülflüssigkeit kann zugeführt und zusammen mit Fremdkörpern oder Entzündungszellen wieder abgesaugt werden. Dieser Eingriff wird auch Lavage genannt.

GELENKUMSTELLUNG DES KNIES

Bei der Umstellung bzw. Osteotomie eines Knies nimmt der Chirurg einen Schnitt im Schienbein vor und fügt in den entstandenen Spalt einen Knochenspan ein. Eine Metallplatte wird mit Schrauben am Knochen fixiert, um den Spalt offen zu halten. So wird das Bein gestreckt, die äußeren Gelenkteile werden mehr be- und die inneren Gelenkteile dadurch entlastet. Somit wird das zu tragende Körpergewicht gleichmäßig auf das ganze Gelenk verteilt. Nach der Operation ist eine regelmäßige physiotherapeutische Behandlung nötig, bis das Knie wieder voll funktionstüchtig ist – die Rehabilitation kann drei bis sechs Monate dauern.

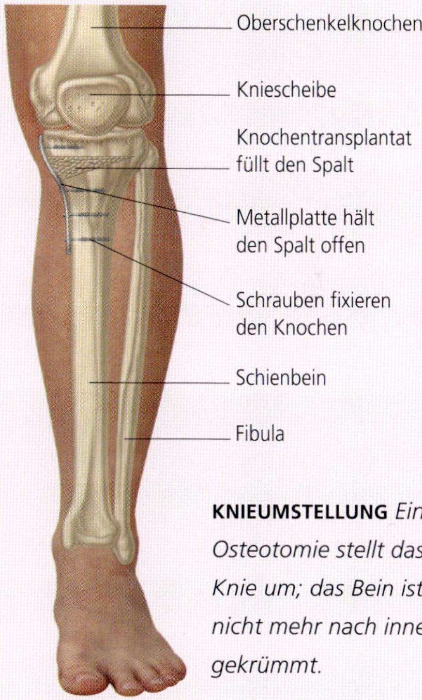

KNIEUMSTELLUNG *Eine Osteotomie stellt das Knie um; das Bein ist nicht mehr nach innen gekrümmt.*

Gelenkersatz

F Verliere ich durch einen totalen Gelenkersatz die Beweglichkeit des Gelenks?

Das hängt davon ab, welches Gelenk ersetzt wird. Bei einem Hüft- oder Kniegelenkersatz gibt es normalerweise keine Bewegungseinschränkungen. Bei anderen Gelenken, wie zum Beispiel der Schulter, kann es durchaus zu Einschränkungen der Beweglichkeit kommen.

F Wie erfolgreich ist ein Hüftgelenkersatz normalerweise?

Wenn Sie ständig unter Schmerzen leiden, sich nicht bewegen können und völlig auf andere angewiesen sind, kann der Ersatz des Hüftgelenks (siehe S. 103) Ihnen helfen. Jedes Jahr werden in Deutschland mehr als 150 000 Hüfttotalendoprothesen eingesetzt, in der Schweiz sind es etwa 20 000 und in Österreich rund 15 000, wovon in mehr als 95 Prozent sehr gute Erfolge erzielt werden. Bei den über 65-Jährigen liegt die Wahrscheinlichkeit, dass die Endoprothese mindestens zehn Jahre lang hält, bei etwa 95 Prozent. Tatsächlich ist die Haltbarkeit vieler Hüftgelenkprothesen aber wesentlich länger.

F Kann man auch nur die Oberfläche des Hüftgelenks ersetzen?

Ja, wenn auch der Arzt meint, dass dieser Eingriff für Sie am geeignetsten ist. Patienten mit Oberflächenersatz an der Hüfte erreichen meist eine sehr gute Beweglichkeit. Ob die Techniken des Oberflächenersatzes den konventionellen Hüftgelenkersatz überdauern, wird sich zeigen.

F Ich bin erst 35, habe aber schon eine Hüftarthrose. Bin ich zu jung für einen Gelenkersatz?

Nein. Es kann sehr gut sein, dass eine solche Operation für Sie das Richtige ist. Die Operationstechniken und die Implantate sind inzwischen so gut, dass sie sich genauso gut für jüngere und aktive Menschen wie für ältere, weniger aktive Patienten eignen.

Ⓕ Ich leide unter Rheumatoider Arthritis in der Schulter – kann man das Gelenk ersetzen lassen?

Ja, mit einem Halb-Schultergelenkersatz (Hemi-Arthroplastik) des Schultergelenkkopfs können sehr gute Ergebnisse erzielt werden. Das Schultergelenk besteht aus Gelenkkopf und Gelenkpfanne, wobei die Pfanne weniger tief ist. Die sogenannten Rotatorenmanschetten dienen der Stabilisierung des Gelenks, sind aber bei der Rheumatoiden Arthritis häufig nur schwach ausgebildet. Mittels Hemi-Arthroplastik kann eine Schmerzlinderung erzielt werden. Die Operation verbessert jedoch nicht zwangsläufig die Beweglichkeit der Schulter.

Ⓕ Ich habe Arthrose in der rechten Schulter. Ist ein Gelenkersatz sinnvoll?

Ja. Ein totaler Schultergelenkersatz wird normalerweise vorgenommen, wenn das Gelenk von Arthrose befallen ist. Der Erfolg des Eingriffs hängt davon ab, wie viel Knochen in der Pfanne zur Verfügung steht, da sich dieser Teil meist am schwierigsten befestigen lässt.

Ⓕ Mein linkes Knie ist von Arthrose befallen. Kann ich das ganze Kniegelenk ersetzen lassen?

Ja, das ist möglich, hängt aber davon ab, auf welche Weise genau Ihr Knie erkrankt ist. Mit modernen Knieprothesen (siehe S. 102) lässt sich eine hervorragende Schmerzlinderung erreichen. Die Risiken sind vergleichbar mit den Risiken eines totalen Hüftgelenkersatzes, daher sollten Sie sich mit Ihrem Chirurgen besprechen, bevor Sie sich für eine Operation entscheiden. Auch einzelne Teile des Knies können ersetzt werden. Am häufigsten wird eine unikondyläre Knieprothese an der Innenseite des Knies eingesetzt. Diese Art Prothesen sind mindestens zehn Jahre lang haltbar. Weniger häufig wird das Patellofemoralgelenk (das Gelenk zwischen Kniescheibe und Knie) ersetzt; zum jetzigen Zeitpunkt lassen sich noch keine Vorhersagen über den langfristigen Erfolg dieses Verfahrens machen.

Hüft- und Kniegelenkersatz

Der totale Hüft- oder Kniegelenkersatz gehört zu den effektivsten Therapien und stellt zweifellos eine Erfolgsgeschichte in der modernen Medizin dar. Durch die Kombination von chirurgischer Kompetenz und technischer Innovation können ganze Gelenke durch Implantate ersetzt werden. Diese werden aus extrem belastbarem, reibungsfreiem Material angefertigt, das der Körper nicht abstößt.

TOTALE KNIEENDOPROTHESE

Der Chirurg nimmt auf der Vorderseite des Knies einen Schnitt vor, öffnet das Gelenk, schiebt die Kniescheibe zur Seite und legt die Gelenkoberflächen frei. Der erkrankte Knorpel wird entfernt und präzise Schnitte im Knochen werden vorgenommen, um die Implantate einzusetzen. Die Metallkappen werden positioniert und befestigt. Sie sind der Form des Knies nachempfunden. Zwischen die Kappen wird ein Plastikspacer gelegt, um den Abrieb zu minimieren und eine freie Beweglichkeit zu ermöglichen, ohne das Implantat zu lockern. Die Oberfläche der Kniescheibe kann auch durch eine Plastikeinlage ersetzt werden.

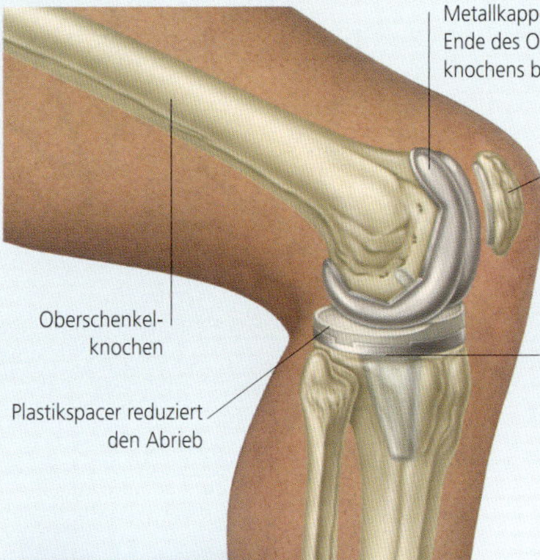

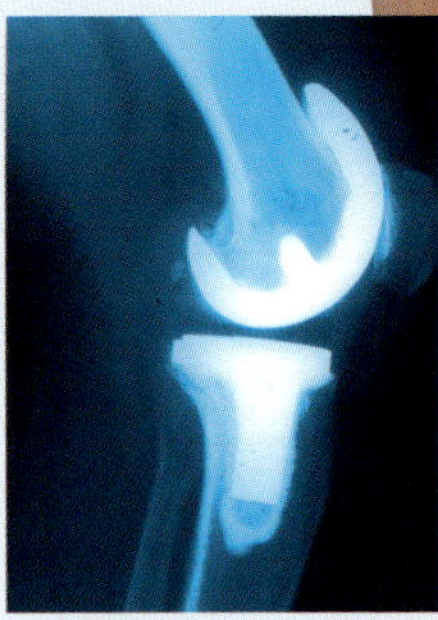

KNIEPROTHESE *Die Prothese kann sich wie das ersetzte Gelenk beugen. Sie wird mit Zement fixiert und mit Nägeln im Knochen befestigt.*

TOTALER HÜFTGELENKERSATZ

Beim totalen Hüftgelenkersatz werden Hüftpfanne und Hüftkopf durch künstliche Implantate ersetzt. Diese können entweder mit Zement oder zementfrei befestigt werden. Der Chirurg entfernt den erkrankten Kopf sowie die erkrankte Knorpelauskleidung der Pfanne. Dann wählt er eine Metallschale, die genau in die Pfanne passt, sowie eine glatte Plastikauskleidung für die Schale. Er befestigt die Schale in der richtigen Position, damit das Gelenk später stabil bleibt. Der Chirurg führt die Schaftprothese in den Oberschenkelknochen ein und befestigt am Schaftende einen Kopf. Er setzt den neuen Kopf in die Pfanne und befestigt die Muskeln am oberen Ende des Oberschenkelknochens.

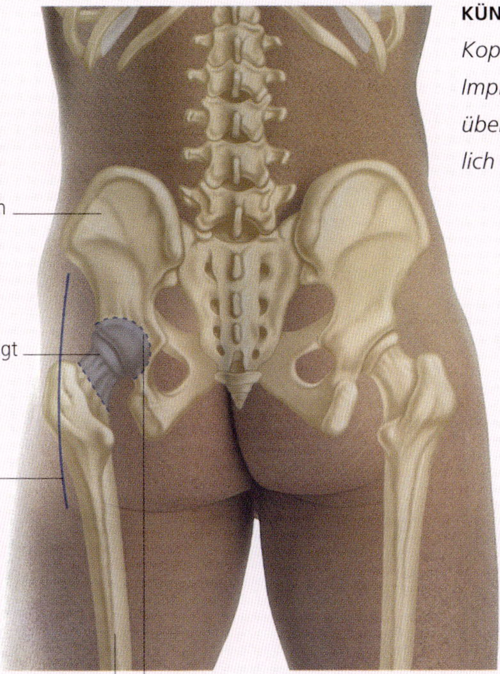

KÜNSTLICHES HÜFTGELENK *Der Kopf ist oft aus Metall; moderne Implantate verfügen jedoch über Keramikköpfe, die wesentlich glatter und haltbarer sind.*

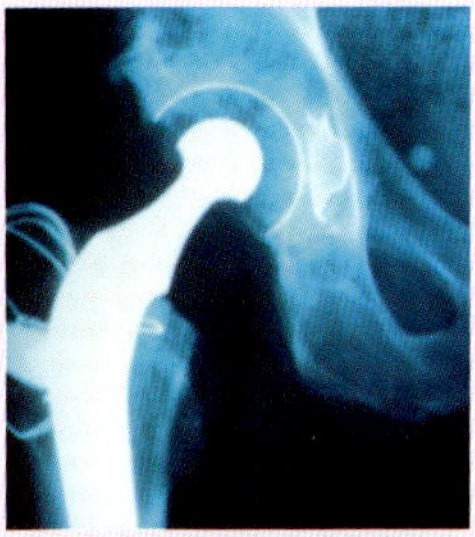

AN ORT UND STELLE *Die Schaftprothese befindet sich im Oberschenkelknochen, der Kopf sitzt passgenau in der ausgekleideten Metallschale.*

Vor und nach der Operation

F Wie kann ich mich am besten auf die Operation und den Krankenhausaufenthalt vorbereiten?

Bewegen Sie sich so viel wie möglich, um Ihre Fitness zu steigern und Muskeln und Gelenke zu stärken. Bei Atemproblemen wie Asthma sollten Sie dafür sorgen, dass Ihr Befinden so gut wie möglich ist. Hören Sie auf zu rauchen. Sind Sie übergewichtig, sollten Sie abnehmen. Eine Gewichtsabnahme bessert den Allgemeinzustand und beschleunigt die Erholung. Vermeiden Sie Infektionen. Lassen Sie schlechte oder wackelnde Zähne und infizierte Zehennägel behandeln. Frauen, die Verhütungsmittel nehmen, sollten diese wegen erhöhter Thrombosegefahr vor der Operation absetzen. Erkundigen Sie sich bei Ihrem Arzt oder Operateur.

F Muss ich Vorkehrungen für die Zeit nach der Operation treffen?

Ja. Bedenken Sie, wie Ihr Leben aussehen wird, wenn Sie das Krankenhaus verlassen. Besprechen Sie mit dem Chirurgen, welche Einschränkungen hinsichtlich Ihrer Arbeit und Ihren Alltagsaktivitäten zu erwarten sind. Erkundigen Sie sich, welche Krankenkassenleistungen Ihnen zustehen und fragen Sie einen Ergotherapeuten, welche Hilfsmittel erforderlich sind. Bitten Sie Familie und Freunde, Ihnen bei der Hausarbeit zu helfen.

F Werde ich krankgeschrieben sein?

Wahrscheinlich. Sprechen Sie mit Ihrem Arbeitgeber, bevor Sie den OP-Termin festlegen. Informieren Sie sich über eventuelle Lohnfortzahlungsansprüche und welche Änderungen nach Ihrer Rückkehr nötig sein könnten (s. Seite 118). Nach sechs bis acht Wochen werden Sie wahrscheinlich in einen Bürojob zurückkehren können, nach zwölf Wochen sind Sie wieder voll belastbar.

Ⓕ Man hat mir gesagt, dass klinische Voruntersuchungen stattfinden werden. Was erwartet mich da?

Die klinischen Voruntersuchungen werden ambulant vom Hausarzt bzw. Internisten oder stationär im Krankenhaus durchgeführt, dabei werden Sie auch Ihren Operateur kennenlernen. Es wird nach möglichen Risikofaktoren gesucht, wie z. B. Bluthochdruck, und auftretende Probleme werden behandelt. Vielleicht müssen Sie schon jetzt ein Einwilligungsformular in die Operation unterschreiben. Ihre Krankengeschichte wird erhoben, routinemäßige Blutuntersuchungen durchgeführt, zur Überprüfung des Herzens ein EKG. Eventuell werden Röntgenaufnahmen der Lunge und des erkrankten Gelenks gemacht. Physio- und Ergotherapeuten informieren Sie über alle Aspekte der Rehabilitation.

Ⓕ Stimmt es, dass der Ergotherapeut mir Veränderungen für mein Zuhause vorschlagen wird?

Ja. Der Ergotherapeut will sicherstellen, dass alle nötigen Anpassungen bei Ihnen zu Hause vor Ihrer Entlassung durchgeführt werden. So ist es z. B. nötig, Haltegriffe neben Bad oder Dusche zu befestigen oder zusätzliche Geländer an der Treppe anzubringen. Wenn Sie eine Hüfttotalendoprothese oder Knieendoprothese erhalten, müssen zu Hause möglicherweise Stühle und Sessel – sogar der Toilettensitz – erhöht werden. Hinweise zu Geräten und nützlichen Hilfsmitteln erhalten Sie z. B. auf der Website www.rehadat.de.

Ⓕ Was muss ich ins Krankenhaus mitnehmen?

Sie sollten all das mitnehmen, was Ihnen Ihren Krankenhausaufenthalt so angenehm wie möglich gestaltet. Dazu gehören ein Morgenmantel, Nachtwäsche, Toilettenartikel, Lesestoff und eventuell CD-Spieler oder Radio. Nehmen Sie genügend Wäsche zum Wechseln mit, da Sie schon kurz nach der Operation angehalten werden, Ihre Alltagskleidung (Trainingsanzug) zu tragen.

Ⓕ Kann ich vor der Operation mit dem Anästhesisten und meinem Operateur sprechen?

Ja, das können Sie. Vor der Operation wird ein Mitglied des Operationsteams Sie besuchen und das zu operierende Gelenk markieren, um eine Verwechslung während der Operation auszuschließen. Auch mit dem Operateur haben Sie Gelegenheit zu sprechen. Der Anästhesist klärt mit Ihnen ab, welche Narkosetechnik sich am besten für Sie eignet, beispielsweise ob Sie während der Operation bei Bewusstsein bleiben wollen oder nicht, und berücksichtigt dabei weitere mögliche Faktoren bzw. frühere Probleme bei Narkosen.

Ⓕ Ich würde gern während der OP wach bleiben und zusehen. Ist das ratsam, und welche Art von Anästhesie brauche ich dabei?

Sprechen Sie mit dem Chirurgen und anderen Patienten, die bei ihrer Operation zugesehen haben, ehe Sie sich dazu entschließen. Unter Umständen wird Ihnen beim Zuschauen übel und Ihre Angst nimmt zu. Andererseits mag es durchaus beruhigend sein, teilweise mitzuerleben, was passiert. Man wird Ihnen ein örtliches Narkosemittel verabreichen, das nur die Region um die Operationsstelle betäubt. Knie- und Hüftoperationen werden sehr häufig unter Spinalanästhesie durchgeführt, wobei Sie von der Hüfte abwärts nichts spüren.

Ⓕ Was passiert am Tag der Operation?

Der Operateur kommt noch einmal zu Ihnen, bevor Sie in den Operationssaal gebracht werden. Wenn Sie noch etwas über die Operation wissen wollen, sollten Sie jetzt danach fragen. Sie müssen ein OP-Hemd anziehen und allen Schmuck, Nagellack und Zahnprothesen entfernen. Meist erhalten Sie ein Beruhigungsmittel. Sie werden auf Ihrem Bett in den Vorraum des Operationssaals gefahren. Dort werden Sie auf eine Pritsche gelegt und nochmals vom Anästhesisten und dem Operateur aufgesucht, der Sie kurz vor der Operation durchcheckt.

F Was erwartet mich nach der Operation?

Nach der Operation werden Sie in den Aufwachraum gebracht. In einem Ihrer Arme befindet sich ein intravenöser Tropf, an der Operationsstelle wurden eventuell Drainageschläuche gelegt, mit Behältern zum Auffangen von Blut, das während der OP verloren ging. Beides wird meist innerhalb von 24 Stunden entfernt. Wenn Sie aufwachen, sollten Sie wenig oder gar keine Schmerzen empfinden. Nach ein bis zwei Stunden werden Sie wieder auf Ihr Zimmer gebracht und dürfen im Lauf des Tages Besuche von Freunden oder Verwandten erhalten.

F Ich wurde gerade am Knie operiert – wie weit muss ich genesen sein, bevor ich nach Hause entlassen werde?

Sie müssen mit Krücken oder einem Stützrahmen sicher gehen, vom Bett aufstehen und ins Bett steigen, auf einem Stuhl Platz nehmen und wieder aufstehen können. Der Physiotherapeut stellt sicher, dass Sie Treppen und Stufen bewältigen können. Nach einer Knieoperation legt er besonderen Wert darauf, dass die Muskeln um das Knie herum kräftiger werden und dass Sie beweglich genug sind, um allein zurechtzukommen.

F Welche Untersuchungen werden bei der Entlassung gemacht?

Die Entlassungsuntersuchungen sind wichtig um sicherzustellen, dass das Ergebnis der Operation so gut wie möglich ist. Oftmals werden bei der Operation die Einschnitte in die Haut genäht. Falls das mit Fäden geschehen ist, die später gezogen werden müssen, wird Ihnen mitgeteilt, wann und wo das geschehen wird.
Bei der Entlassung wird überprüft, ob die notwendigen Veränderungen in Ihrem Haus vorgenommen wurden und ob sich ein mobiler Pflegedienst um Sie kümmert, sobald Sie wieder zu Hause sind. Die Klinik sollte Ihnen Ansprechpartner nennen, an die Sie sich wenden können, falls wider Erwarten Probleme auftauchen.

Mythos »Künstliche Kniegelenke sind schlechter als künstliche Hüftgelenke.«

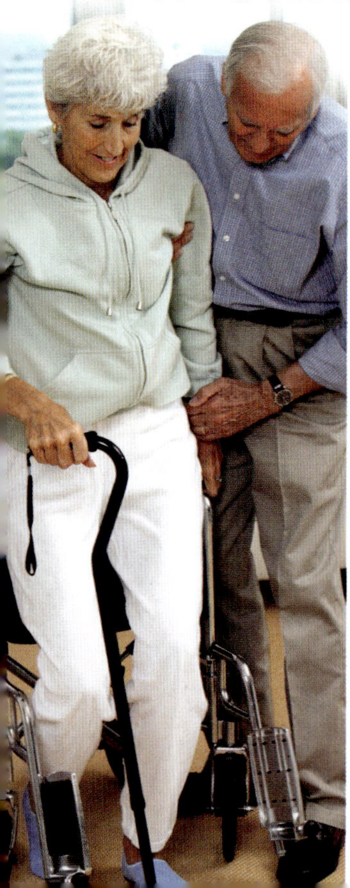

Wahrheit Vor 15 bis 20 Jahren traf dies sicherlich zu. Die heutzutage verwendeten Implantate simulieren Bewegungen und Struktur des natürlichen Gelenks jedoch sehr gut und die Behandlungsabläufe haben sich grundlegend geändert. Daher sind künstliche Kniegelenke heute mindestens genauso lange haltbar wie künstliche Hüftgelenke – sie funktionieren vielleicht sogar besser.

Wieder zu Hause

F Was für Rehabilitationsmaßnahmen werde ich brauchen?

Jeder Mensch, der sich wegen Rheumas einer Operation unterzieht, braucht nach dem Eingriff Unterstützung – auch junge und gesunde Patienten, denn selbst sie fühlen sich anfangs meist müde und schwach. Besprechen Sie schon bei den Voruntersuchungen diese Dinge, damit Sie die richtigen Vorbereitungen treffen können. Ältere Patienten werden mehr Hilfe von Familie, Freunden und Pflegediensten benötigen. Unter bestimmten Umständen kann nach der Entlassung eine Rehabilitationskur in einer geeigneten Einrichtung notwendig sein.

F Ich bin nach meinem totalen Kniegelenkersatz gerade nach Hause gekommen. Wann kann ich wieder arbeiten?

Sie müssen wahrscheinlich für vier bis sechs Wochen an Krücken gehen, um das Implantat nicht unnötig zu belasten. Das mag lang erscheinen, aber Ihre Muskeln und auch die Operationswunde brauchen Zeit, um richtig zu heilen. Danach werden Sie immer häufiger auf die Krücken verzichten können, eventuell wird man Ihnen raten, für den Übergang einen Stock zu verwenden. Sie werden bemerken, wie sich Ihre Beweglichkeit und Mobilität ständig verbessern. Solange Sie nicht zu viele Probleme an anderen Gelenken haben, werden Sie wahrscheinlich zehn bis zwölf Wochen nach der Operation ganz ohne Stock oder Krücken auskommen und spätestens jetzt auch arbeiten gehen können.

F Muss ich nach einem Hüftgelenkersatz irgendwelche Übungen machen?

Um die Heilung zu fördern und eine Schwellung des Beins zu verhindern, sollten Sie nach einem Hüftgelenkersatz – wie bei jedem anderen Gelenkersatz an einer unteren Gliedmaße auch – jeden Tag eine Weile gehen.

LANGFRISTIGE RESULTATE BEI GELENKERSATZ

Gelenkersatz und Gelenkplastik gehören zu den wichtigsten chirurgischen Behandlungsmethoden bei Rheuma, denn künstliche Gelenke können über viele Jahre hinweg Schmerzfreiheit und eine gleichbleibende Bewegungsfreiheit ermöglichen. Einige Gelenke, wie Knie und Schulter, können auch teilweise ersetzt werden. Dank verbesserter Operationstechniken, Befestigungsmethoden und Implantate sind Gelenkersatzbehandlungen sehr erfolgreich. Fast jedes Gelenk im Körper kann ersetzt werden, wobei einige Implantate haltbarer sind als andere.

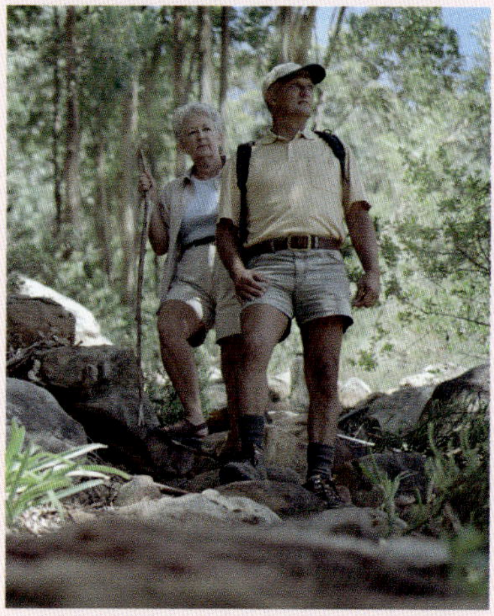

GELENK	ART DES RHEUMAS	PROGNOSE	ÜBLICHE HALTBARKEIT
Hüfte	Alle Arten	Sehr gut	15 Jahre und länger
Schulter	Arthrose	Gut	10 Jahre
Schulter (teilweise)	Rheumatoide Arthritis	Gut	10 Jahre
Knie	Alle Arten	Sehr gut	15 Jahre und länger
Ellbogen	Rheumatoide Arthritis	Gut	10 Jahre
Fingergelenk	Rheumatoide Arthritis	Recht gut	5–10 Jahre
Fußgelenk	Rheumatoide Arthritis	Unbekannt	Vermutlich 5 Jahre und länger

F Wann kann ich nach einem totalen Hüft- oder Knieersatz wieder Auto fahren?

Besprechen Sie mit Ihrem Operateur, wann Sie wieder Auto fahren dürfen; nach Gelenkersatz an einer unteren Gliedmaße dauert es normalerweise vier bis sechs Wochen. Als Beifahrer dürfen Sie gleich nach der Entlassung aus dem Krankenhaus kurze Autofahrten unternehmen. Wenn Sie während der ersten zwölf Wochen jedoch längere Autofahrten planen, achten Sie darauf, ausreichend Pausen zu machen, um die Beine ausstrecken zu können.

F Wie bald darf ich nach meiner Operation fliegen?

Vorsichtshalber sollten Sie aufgrund des leicht erhöhten Risikos eines Blutgerinnsels (tiefe Venenthrombose) während der ersten zwölf Monate nach der Operation nicht fliegen. Viele Menschen bemerken eine stetige Verbesserung ihres Befindens in dieser Zeit, danach fühlen manche sich, als hätten sie nie eine Operation gehabt.

F Welche Komplikationen können auftreten?

Nach einer Operation und während der Rehabilitation kann es bei rheumabedingten chirurgischen Eingriffen zu Infektionen, Blutgerinnseln und Ausrenkungen kommen (s. Seite 112). Daneben gibt es noch eine Reihe sehr seltener Komplikationen wie Nervenverletzungen und schwere Blutungen. Ihr Operateur wird Sie gegebenenfalls im Rahmen der Voruntersuchungen darüber informieren.

F Was geschieht, wenn sich das Implantat entzündet?

Das Infektionsrisiko bei einem totalen Gelenkersatz beträgt nur etwa 1:200. Chirurgen und Orthopäden tun alles in ihrer Macht Stehende, um das Infektionsrisiko während eines orthopädischen Eingriffs zu senken. Wenn dennoch eine Infektion auftritt, ist sie sehr schwer zu behandeln. Die einzige Möglichkeit ist es, das Implantat zu entfernen, zu warten, bis die Infektion abgeklungen ist, und ein neues Implantat einzusetzen.

Ⓕ Wie hoch ist die Gefahr, dass sich ein Blutgerinnsel entwickelt?

Das Risiko, dass sich in einem Bein ein Blutgerinnsel bildet, liegt bei etwa 1:20, insbesondere nach einer Bein- oder Beckenoperation. Diese Gefahr lässt sich durch Gewichtsabnahme vor der Operation sowie durch schnelle Mobilisierung danach senken. Blutverdünnende Mittel wie Heparin dienen ebenfalls der Vorbeugung.

Ⓕ Was passiert, wenn ich ein Blutverdünnungsmittel nehme und mich schneide?

Wenden Sie sich umgehend an Ihren Arzt, wenn Sie sich schneiden, die Nase blutet oder Sie Blut im Urin feststellen. Der Arzt kann Ihnen im Notfall ein gerinnungsförderndes Mittel verabreichen.

Ⓕ Wie hoch ist das Risiko einer Dislokation des Gelenks?

Bei einem totalen Hüftgelenkersatz kann das neue Gelenk in seltenen Fällen auskugeln, und Gelenkkopf und Gelenkpfanne gehen auseinander. Hierzu kommt es in ein bis zwei von 100 Fällen, wobei das Risiko bis zu zwölf Wochen nach der Operation am größten ist. Nach einem totalen Hüftgelenkersatz sollten Sie die Beine nicht kreuzen und sich nicht zu früh weit nach vorn beugen. Befolgen Sie den Rat Ihres Physiotherapeuten. Sie dürfen das Gelenk selbstverständlich einsetzen, doch Sie sollten vorsichtig damit umgehen und es nicht ständig überlasten bzw. in ungünstige Stellungen zwingen.

Ⓕ Wie lange wird mein Gelenkersatz halten?

Ein Gelenkersatz wird viele Jahre halten, insbesondere wenn Sie vorsichtig damit umgehen (s. Seite 110). Untersuchungen an Patienten mit Gelenkersatz geben Auskunft darüber, wie lange ein künstliches Gelenk statistisch gesehen halten kann. Schwedische Studien haben beispielsweise gezeigt, dass 80 Prozent der künstlichen Hüftgelenke über 20 Jahre halten, bevor eine operative Revision notwendig wird (s. Seite 113).

Ⓕ Kann sich das künstliche Gelenk lockern?

Ja, das ist möglich. Wenn ein Gelenk nach einer Gelenkersatzoperation versagt, liegt die Ursache meist darin, dass sich das Implantat im Knochen lockert. Auch die gewichttragende Oberfläche des Implantats nutzt sich allmählich ab. Die Folge davon ist, dass Sie eine operative Revision und eventuell ein neues Gelenk benötigen. bei zunehmender Lockerung kann das Gelenk Schmerzen verursachen. Manchmal löst sich ein Gelenk, ohne Schmerzen zu bereiten, und Sie merken nicht, dass der Knochen um das Implantat immer dünner wird. Aus diesem Grund sollte etwa alle fünf Jahre eine Röntgenaufnahme von Ihrem Gelenkersatz angefertigt werden.

Ⓕ Muss das Implantat irgendwann erneuert werden?

Vielleicht – das hängt davon ab, wie alt und wie aktiv Sie sind. Je jünger Sie zum Zeitpunkt des Knie- bzw. Hüftgelenkersatzes sind, desto kürzer ist die Haltbarkeit, da jüngere Menschen ihre Gelenke stärker beanspruchen. Bei älteren Menschen muss der Gelenkersatz möglicherweise gar nicht ausgetauscht werden. Eine operative Revision ist kein leichter Eingriff. Sie dauert länger und ist technisch aufwendiger als die Primäroperation. Dennoch kann ein erfolgreich operiertes Gelenk fast so gut funktionieren wie das erste Gelenk.

Ⓕ Welche Risiken bringt eine operative Revision mit sich?

Die Risiken einer operativen Revision sind größer als bei der Primäroperation. Meist sind die Patienten älter als bei der Erstoperation, und ihr Gesundheitszustand ist eventuell nicht mehr so gut. Bei jeder folgenden Revision steigt das Infektionsrisiko weiter an, der Blutverlust kann größer sein als beim ersten Eingriff. Die Narben an Muskeln, Bändern und Haut werden zahlreicher und Wunden verheilen nicht mehr ganz so gut.

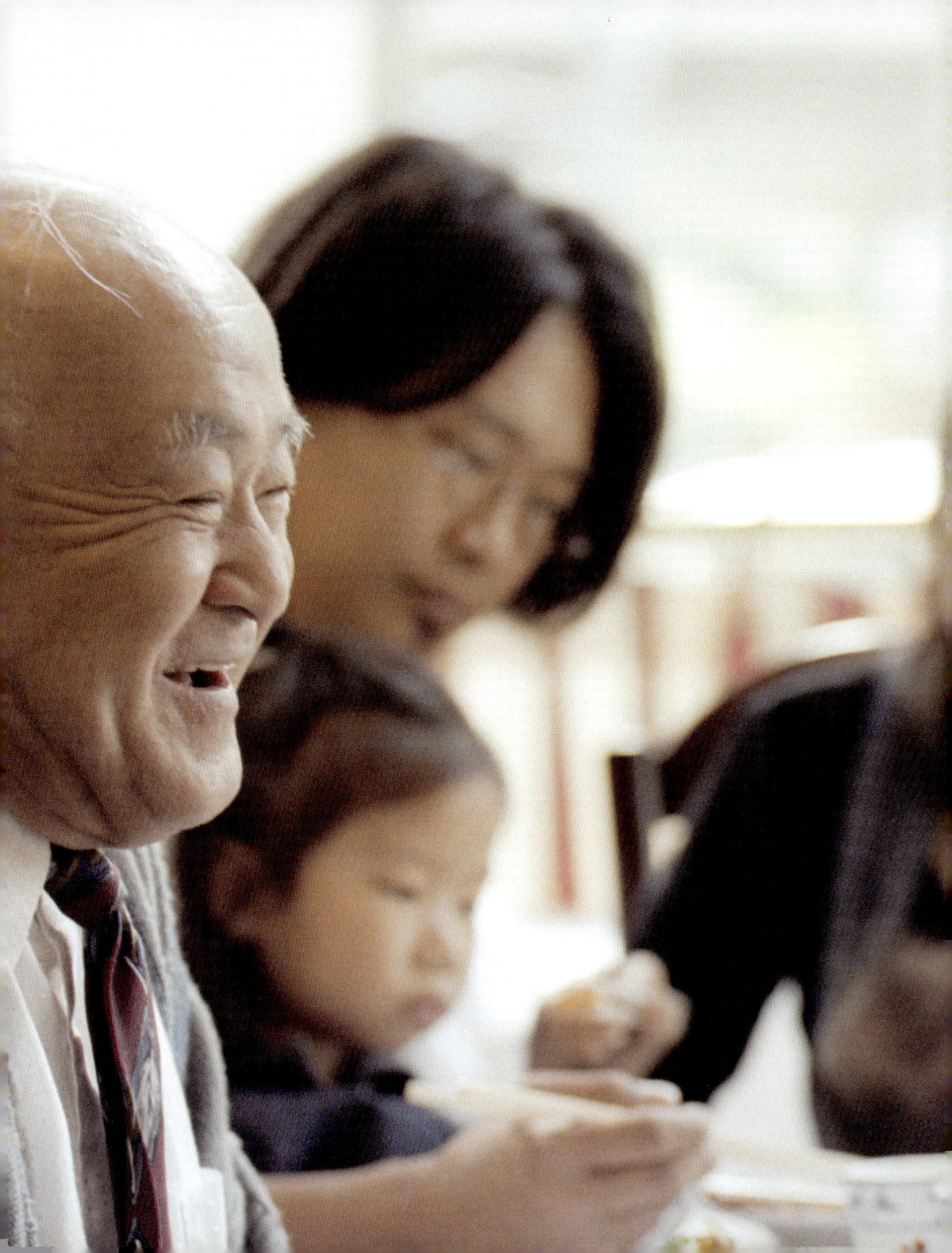

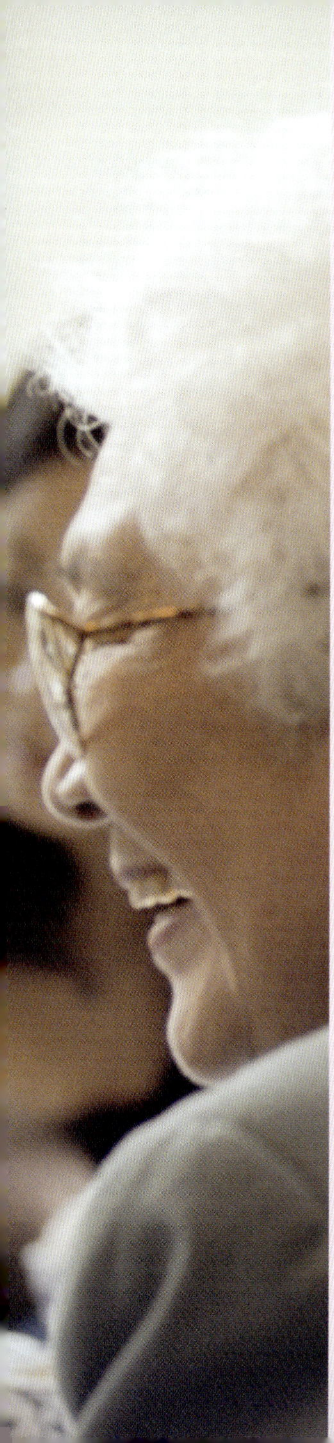

Mit Rheuma leben

Die Diagnose Rheuma erfordert meist eine Veränderung des Lebensstils. Manchmal müssen nur geringfügige Veränderungen vorgenommen werden, während bei einem schwereren Krankheitsbild viele Herausforderungen zu meistern sind. Ärzte und Therapeuten können Sie dabei beraten. Versuchen Sie, Techniken zu erlernen, die Ihnen nicht nur bei Schmerzen und Stress helfen, sondern gleichzeitig Ihre Gelenke vor möglichen Schäden bewahren.

Arbeit und Beruf

Ⓕ Wird sich das Rheuma auf meinen Beruf auswirken?

Schmerz, Steifigkeit und andere Rheumasymptome können gravierende Auswirkungen auf den Alltag haben, je nachdem, welche Art von Rheuma Sie haben und wie schwer es ist. Natürlich spielt auch Ihr Beruf eine Rolle, z. B. ob er körperlich belastend ist. Vielleicht machen Sie sich nicht nur über die finanzielle Seite Gedanken, sondern auch darüber, ob Ihr Chef Verständnis zeigen wird und ob Sie die Arbeit bewältigen können. Am besten ist es, Sie sprechen offen mit Ihrem Arbeitgeber darüber.

Ⓕ Muss ich mit Rheuma meinen Beruf aufgeben?

Normalerweise nicht, auch wenn es vielleicht Ausfallzeiten gibt, zum Beispiel wegen einer Operation oder einer anderen Behandlung. Möglicherweise fühlen Sie sich an einigen Tagen so schlecht, dass Sie sich krankmelden müssen. Damit die Erkrankung Ihr Arbeitsleben möglichst wenig beeinträchtigt, machen Sie eventuelle Probleme so früh wie möglich aus und gehen Sie sie an. Es ist immer besser, den Arbeitgeber rechtzeitig zu informieren und gemeinsam zu überlegen, welche Veränderungen vorgenommen werden müssen.

Ⓕ Gibt es spezielle Dinge, die Menschen mit Rheumatoider Arthritis beachten sollten?

Geben Sie auf keinen Fall voreilig Ihren Beruf auf. Sprechen Sie mit Ihrem Rheumatologen darüber, ob es möglicherweise noch effektivere Medikamente für Sie gibt. Lernen Sie Entspannungsmethoden, Körperübungen und nutzen Sie Hilfsmittel wie Gelenkschienen. Warten Sie ab, bis Ihre Medikation optimale Ergebnisse zeigt und passen Sie Ihren Arbeitsplatz an. Erst danach können Sie Ihre berufliche Zukunft realistisch einschätzen.

F Falls ich tatsächlich meine Arbeit aufgeben oder unterbrechen muss, wo finde ich Hilfe?

Ärzte, Ergotherapeuten und viele andere Fachleute können Ihnen bei der Bewältigung Ihrer Krankheit weiterhelfen. Bei der Agentur für Arbeit gibt es speziell geschulte Reha-Teams, die behinderte Menschen individuell beraten – beispielsweise über mögliche finanzielle Unterstützungen. Auch beim Behindertenbeauftragten Ihrer Stadt bzw. Ihrer Gemeinde, bei den Integrationsämtern sowie den Sozialstationen erhalten Sie Informationen und praktische Hilfe.

F Was ist, wenn ich überhaupt nicht mehr arbeiten kann?

Nicht mehr arbeiten zu können, hat für jeden Menschen eine andere Bedeutung. Es kann sein, dass Sie dadurch einen Verlust an Selbstvertrauen und Selbstbewusstsein empfinden. Hilfreich ist es, die Aktivitäten für die kommende Woche im Voraus zu planen – selbst wenn es sich nur um ein paar Stunden pro Woche handelt. Eine ehrenamtliche Arbeit, ein Kurs bei der Volkshochschule oder eine Fortbildung geben Ihnen etwas, auf das Sie sich freuen können. Zudem beweisen Sie zukünftigen Arbeitgebern damit, dass Sie die notwendige Auszeit aktiv genutzt haben. Auch ein Hobby hält den Geist fit.

F Hat der Arbeitgeber gesetzliche Verpflichtungen, die er einhalten muss?

Ja. Die Behinderungsgleichstellungsgesetze in Deutschland (seit 2002), der Schweiz (seit 2004) und Österreich (seit 2006) sollen dazu dienen, Benachteiligungen von Menschen mit Behinderungen zu beseitigen bzw. zu verhindern, die gleichberechtigte Teilhabe von behinderten Menschen am Leben in der Gesellschaft zu gewährleisten und ihnen eine selbstbestimmte Lebensführung zu ermöglichen. Diese Gesetze regeln auch die Verpflichtungen eines Arbeitgebers Ihnen gegenüber, beispielsweise die Anpassung des Arbeitsplatzes (s. Seite 118).

F Manche Aufgaben fallen mir wegen des Rheumas schwer. Lassen sich meine Arbeitsbedingungen anpassen?

Ihr Arbeitgeber ist verpflichtet, »angemessene Veränderungen« Ihres Arbeitsplatzes vorzunehmen. Dazu gehören unter anderem die Anpassung des Arbeitsumfelds (z. B. ein reservierter Parkplatz oder automatisch öffnende Türen), die Veränderung der Arbeitsaufgaben und/oder der Arbeitszeit (z. B. Teilzeitarbeit), die Anschaffung behindertengerechter Gerätschaften (z. B. griffige Stifte) sowie die Zuteilung einer Hilfskraft, die Sie bei der Erledigung Ihrer Arbeit unterstützt.

F Ich mache mir Sorgen, dass mein Arbeitgeber meinen Arbeitsplatz nicht anpassen wird. Was kann ich tun?

Wenn Sie befürchten, dass Ihr Arbeitgeber nicht bereit oder in der Lage ist, Ihren Arbeitsplatz anzupassen, suchen Sie Hilfe – zum Beispiel bei Ihrer Gewerkschaft oder dem Reha-Team der Agentur für Arbeit. Bitten Sie um eine betriebsärztliche Untersuchung. Wenn nötig, lassen Sie sich von unabhängigen Stellen wie der Deutschen Rheuma-Liga beraten (s. Seite 184-185).

F Ich war mehrere Monate lang krankgemeldet. Wie kann ich meine Rückkehr an den Arbeitsplatz erfolgreich gestalten?

Nach längerer Abwesenheit von der Arbeit hängt eine erfolgreiche Rückkehr von mehreren Faktoren ab, darunter von der Art der Arbeit, der Schwere Ihrer Erkrankung und der Dauer Ihrer Abwesenheit. Sprechen Sie mit Ihrem Arbeitgeber und überlegen Sie gemeinsam, wie Sie am besten vorgehen können. Schlagen Sie eine stufenweise Rückkehr mit zunehmender Arbeitszeit und -belastung vor und bitten Sie um regelmäßige Besprechungen. Wenn Sie nicht mehr in der Lage sind, Vollzeit zu arbeiten, überlegen Sie, wie viele Stunden mindestens notwendig sind, damit Sie davon leben können. Unterstützung erhalten Sie unter anderem von Ihrem Ergotherapeuten. Tipps gibt die Deutsche Rheuma-Liga (s. Seite 184-185).

Um Hilfe bitten

F Wie kann mir der Ergotherapeut bei der Bewältigung meiner Rheuma-Erkrankung helfen?

Bei Fragen und Problemen in Bezug auf Alltag, Arbeit, Ausbildung oder Freizeit können Sie sich an Ihren Ergotherapeuten wenden. Er unterstützt Sie dabei, Routinearbeiten besser auszuführen und Ihren Lebensstil zu verändern und beugt auf diese Weise einem möglichen Verlust von Aufgaben oder Fähigkeiten vor. Er gibt auch Tipps zu Hilfsmitteln, zur Kinderversorgung und vielem mehr.

F Hilft der Ergotherapeut mir dabei, gelenkschonendes Verhalten zu erlernen?

Ja, das ist eine seiner Hauptaufgaben. Er wird Ihnen zeigen, wie Sie richtig auf Ihre Gelenke achten und wie Sie im Alltag am besten mit Ihrer Erkrankung umgehen. Ein Ergotherapeut kann Ihnen mentale und körperliche Techniken zum Umgang mit Schmerzen und Müdigkeit beibringen. Er kann sogar Schienen zur Entlastung schmerzender oder geschädigter Gelenke anfertigen.

F Woher weiß ich, welcher Ergotherapeut für mich geeignet ist?

Ihr Rheumatologe kann Sie an einen Ergotherapeuten überweisen, der auf die Probleme in Verbindung mit Rheuma spezialisiert ist. Auch über die verschiedenen Berufsverbände erhalten Sie Informationen zur Spezialisierung einzelner Ergotherapeuten in Ihrer Nähe.

F Ich bitte nicht gern um Hilfe. Geht das allen Betroffenen so?

Vielen Menschen ist es unangenehm, um Hilfe zu bitten. Dafür gibt es aber keinen Grund! Nur weil Sie an Rheuma leiden, müssen Sie nicht im Alleingang kämpfen. Akzeptieren Sie Ihre Grenzen und nehmen Sie ohne Schuldgefühle Hilfe an. Lassen Sie jemanden die Arbeiten tun, die Ihnen Schmerzen bereiten oder zu anstrengend sind; dadurch ersparen Sie sich Frustrationen.

Hausarbeit

(F) Durch Hausarbeit schmerzen meine Gelenke sehr. Wie kann ich mir die Arbeit erleichtern?

Bücken, Heben, Schieben, Greifen und Tragen bei der Hausarbeit belastet kranke und schmerzende Gelenke. Überlegen Sie, wie Sie sich die Hausarbeit erleichtern können. Bereiten Sie die Mahlzeiten im Sitzen zu. Verwenden Sie Geräte wie Mikrowelle oder einen elektrischen Dosenöffner. Speziell angefertigte Gebrauchsgegenstände sind leichter zu handhaben und belasten Ihre Gelenke nicht so sehr. Ein gutes Beispiel sind breite Griffe an Werkzeugen, wie Messer, Schraubenzieher, Hebel und Wasserhähne. Bei schmerzenden Hand- oder Fußgelenken können Sie eine stützende Orthese tragen.

(F) Beim Putzen bekomme ich starke Schmerzen, vor allem, wenn ich mich bücken muss. Gibt es Möglichkeiten, schmerzfrei zu putzen?

Versuchen Sie beim Putzen eine aufrechte Haltung einzunehmen. Es ist besser, die Knie zu beugen als den Rücken. Machen Sie Pausen. Ein leichter Handstaubsauger ist möglicherweise leichter zu handhaben als ein schwerer Bodenstaubsauger. Bevor Sie sich einen neuen Staubsauger kaufen, prüfen Sie, ob Sie ihn gut halten und bedienen können. Ein Greifstock zum Aufheben von Dingen und eine Kehrgarnitur mit langem Stiel helfen, unnötiges Bücken zu vermeiden. Sammeln Sie alles, was in den ersten Stock gehört, in einem Korb am Treppenabsatz und nehmen Sie es auf einmal nach oben mit, um unnötiges Treppensteigen zu vermeiden.

(F) Wie mache ich am besten die Betten?

Dehnbare Stoffe, Spannbetttücher und leichte Bettdecken sind einfacher zu handhaben. Bettbezüge mit Klett- oder Reißverschlüssen sind empfehlenswerter als solche mit Knöpfen bzw. Druckknöpfen.

Ⓕ Gibt es praktische Tipps, die mir das Waschen und Bügeln erleichtern?

Von vorn zu bedienende Waschmaschinen und Trockner sind leichter zu befüllen, wenn Sie auf einen Sockel gestellt werden. Beim Aufhängen sollten Sie Wäscheklammern zum Stecken verwenden. Es gibt Leinen, die zum Aufhängen herabgelassen werden können. Beim Bügeln sollten Sie eine Handgelenkstütze tragen, ein leichtes Bügeleisen verwenden und auf einem Bügelstuhl sitzen. Bügeln Sie jeweils nur kurze Zeit und lassen Sie das Brett möglichst aufgestellt. Kaufen Sie bügelfreie Textilien.

DIE HAUSARBEIT MEISTERN

Putzen, Aufräumen, Kochen, Waschen, Bügeln und die vielen anderen Dinge, die im Haushalt erledigt sein wollen, sind selbst bei gutem Gesundheitszustand häufig ermüdend. Hier einige Tipps, wie Sie die Hausarbeit energiesparend erledigen, Ihre Gelenke schützen und sich so das Leben erleichtern können.

TIPP	TÄTIGKEIT
Vorausplanen	Erstellen Sie eine Liste aller anfallenden Tätigkeiten und verteilen Sie die Aufgaben über mehrere Tage. Planen Sie Ruhetage ein.
Bedächtig vorgehen	Machen Sie bei der Hausarbeit regelmäßig Pausen. Vermeiden Sie unnötige Gänge im Haus bzw. Treppensteigen.
Auf die Haltung achten	Nehmen Sie eine entspannte, gerade Körperhaltung ein, beugen Sie sich aus den Knien heraus. Wechseln Sie häufig die Stellung und vermeiden Sie es, Gegenstände über längere Zeit festzuhalten.
Hilfe organisieren	Bitten Sie Freunde und Familienangehörige um Hilfe oder stellen Sie eine Haushaltshilfe ein.
Aufbewahren	Bewahren Sie Dinge, die Sie häufig verwenden, in Brustkorbhöhe vorn im Schrank auf. Entsorgen Sie nicht benötigte Gegenstände.

F Das Rheuma in meinen Händen bereitet mir beim Kochen Probleme. Gibt es Tipps, wie ich mir in der Küche besser helfen kann?

Wenn Sie häufig kochen, sollten Sie sich elektrische Geräte zum Umrühren, Hacken, Reiben und Rühren kaufen. Verwenden Sie Messer und Gemüse- bzw. Kartoffelschäler mit breiten Griffen. Bevorzugen Sie Geräte, in die Sie gut hineingreifen können und die leicht zu bedienen sind. Verwenden Sie leichte Töpfe und Pfannen, vorzugsweise mit zwei Griffen. Dünsten Sie das Gemüse oder bereiten Sie es in der Mikrowelle zu, um das Heben von Töpfen mit kochendem Wasser zu vermeiden. Verwenden Sie in Kochtöpfen einen herausnehmbaren Gemüseeinsatz oder einen Schaumlöffel. Transportieren Sie das Essen mit einem Servierwagen ins Esszimmer. Halten Sie eingefrorene Mahlzeiten bereit.

F Einkaufen ist sehr beschwerlich geworden – gibt es Wege, es mir leichter zu machen?

Einkaufen ist durch das Internet und den Lieferservice zahlreicher Geschäfte einfacher geworden. Viele Geschäfte verpacken auf Anfrage Ihre Ware und bringen den Einkauf zu Ihrem Auto. Darüber hinaus gibt es spezielle Einkaufswagen für Rollstuhlfahrer. Fast überall stehen behindertengerechte Parkplätze zur Verfügung.

F Gartenarbeit hat mir immer viel Spaß gemacht, aber jetzt mag ich nur noch das Nötigste tun. Kann ich nicht wieder damit anfangen?

Es gibt keinen Grund, auf die Freuden der Gartenarbeit zu verzichten. Die meisten Arbeiten, die Sie gerne gemacht und mit denen Sie Ihren Garten gepflegt und gestaltet haben, können Sie auch weiterhin ausführen. Die oben erwähnten Haushaltstipps lassen sich auch auf die Gartenarbeit übertragen (siehe Kasten S. 121). Verwenden Sie entsprechende Geräte, im Gartencenter wird man Sie dazu gern beraten. Ein Kniekissen oder ein Gartenrollsitz helfen Ihnen dabei, unnötiges Bücken zu vermeiden. Achten Sie darauf, regelmäßig Pausen einzulegen, und planen Sie Ihre Aktivitäten im Voraus.

(F) Kann mir eine Schiene bei den Alltagsarbeiten helfen?

Das Tragen einer Schiene schützt und gibt instabilen und schmerzenden Gelenken Ihres Körpers Halt, wie beispielsweise den Handgelenken, Händen, Fingern, Knien und Fußgelenken. Schienen helfen beim Gehen, Greifen, Handhaben von Dingen und lindern darüber hinaus Schmerzen und Schwellungen. Sie sind vorgefertigt erhältlich bzw. werden auf Rezept in einem Sanitätshaus angefertigt. Ihr Ergotherapeut hilft Ihnen weiter.

ALLTAGSPROBLEME LÖSEN

Viele Hilfsmittel basieren auf dem gesunden Menschenverstand oder sind das Ergebnis genialer Einfälle. Es sind bewährte Methoden, die Ihnen die Handhabung von Dingen erleichtern und Sie in die Lage versetzen sollen, ganz normale alltägliche Dinge zu verrichten, die Nicht-Rheumatikern keine Probleme bereiten.

TÄTIGKEIT	PROBLEM	LÖSUNG
Schreiben	Schwacher Griff wegen Schmerzen in Gelenk/Fingern	Verwenden Sie einen Stift mit Gummigriff, halten Sie den Stift beim Schreiben locker in der Hand.
Kartoffeln schälen	Kartoffelschäler festhalten, wenden	Verwenden Sie einen Kartoffelschäler mit einem breiten Griff.
Füße, Hals und Rücken waschen und abtrocknen	Schmerzen erschweren die Erreichbarkeit	Einen Schwamm mit Stiel und ein Handtuch mit Laschen für die Hände verwenden. Einen Bademantel überstreifen.
Dinge vom Boden aufheben	Sich bücken	Verwenden Sie einen Greifstock.
Einen Schlüssel umdrehen	Den Schlüssel festhalten und drehen	Bringen Sie einen Griff an, um die Hebelkraft zu verbessern.

Hilfsmittel

Der Gebrauch von Hilfsmitteln oder Spezialgeräten erleichtert Ihnen den Umgang mit den Beeinträchtigungen. Die Auswahl ist groß – von Alltagsgegenständen bis hin zu Spezialanfertigungen bei bestimmten Behinderungen. Elektrische Dosenöffner z. B. sind weit verbreitet; eine Strumpfanziehhilfe dagegen können Sie nur in einem Spezialgeschäft kaufen bzw. bestellen. Ratschläge zu Geräten und Hilfsmitteln gibt es bei REHADAT, dem Informationszentrum zur beruflichen Rehabilitation behinderter Menschen. Fragen Sie bei Sozialdiensten nach, ob Sie größere Geräte oder Spezialausrüstungen ausleihen können.

HILFSMITTEL AUSWÄHLEN

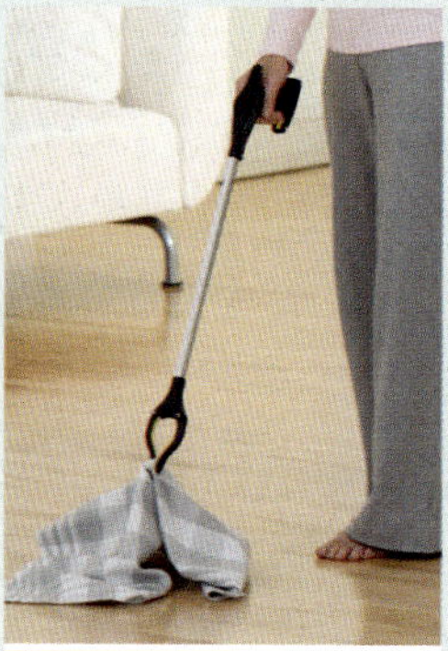

GREIFSTOCK *Schmerzen beim Bücken können Sie vermeiden, wenn Sie zum Aufheben von Gegenständen einen Greifstock benutzen.*

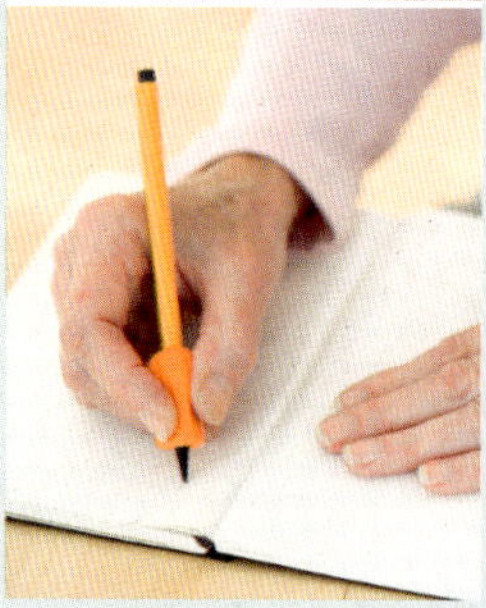

GRIFFLING *Mit einem Griffling können Sie Stifte locker halten. So schmerzen die Finger weniger und ermüden nicht so schnell.*

Probieren Sie die Geräte vor dem Kauf aus und gehen Sie sicher, dass Sie sie zurückgeben können, wenn sie ungeeignet sind. Hier einige Tipps zur Auswahl:

- Suchen Sie nach leichten, gut gearbeiteten und leicht zu bedienenden Fabrikaten mit gutem Griff.
- Breite Griffe oder Türklinken erhöhen die Hebelwirkung und sind bei schwachem Griff zu empfehlen.
- Achten Sie darauf, welche Haltung Sie beim Bedienen eines Geräts einnehmen müssen. Ein Staubsauger mit einem aufrechten Griff ist leichter zu bedienen als ein Gerät, bei dem Sie sich bücken müssen.
- Bitten Sie Ihren Ergotherapeuten, Ihnen bei der Auswahl behilflich zu sein.

KÖRPERPFLEGE

Schmerzen und Steifigkeit erschweren das Anziehen von Kleidern und Schuhen oder das Bürsten der Haare. Verschiedene Spezialgeräte mit langen Stielen helfen bei den meisten Problemen – z. B. Schuhlöffel, Haarbürsten oder ein Dritte-Hand-Set mit langem Stiel. Ein Stab mit einem Haken am einen Ende und einem Fingerhut am anderen hilft dabei, Hosen über die Füße zu ziehen oder Hemden von den Schultern zu streifen. Können Sie nicht gut greifen, bevorzugen Sie Kleidung mit nur wenigen Verschlüssen. Kaufen Sie Knopfschließer oder eine Reißverschlusshilfe. Verwenden Sie Geräte mit dickem Griff, benutzen Sie elektrische Zahnbürste und Rasierapparat.

HILFSMITTEL FÜR DEN HAUSHALT

Für den Haushalt stehen Ihnen diverse Spezialgeräte zur Verfügung:

- Dosen-, Flaschen- und Schraubdeckelöffner,
- Schälmesser und Besteck mit breitem Griff, ergonomische Messer mit aufrechtem Heft,
- kippbare Wasserkocher,
- Hebel für Hähne, Griffe, Schlüssel, Stecker,
- Kehrgarnituren mit langem Stiel,
- selbstöffnende Scheren,
- Konturgriffe zum Drehen von Knäufen und Wählscheiben,
- Buchstützen und Grifflinge für Stifte,
- Handgelenkstützen, angepasste Keyboards und Maus für den Computer.

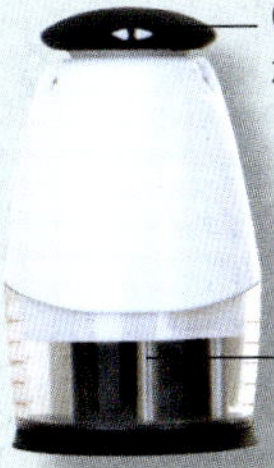
Oben drücken zum Hacken
Kräuter oder Gemüse unten einlegen
MULITHACKER

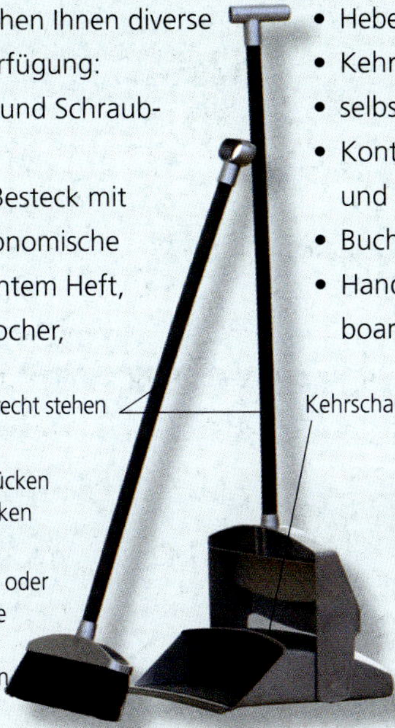

KEHRGARNITUR MIT LANGEM STIEL

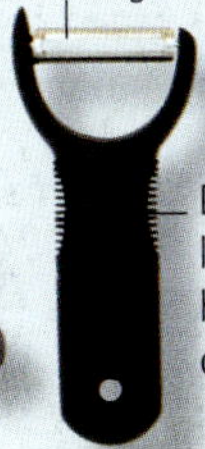
Bewegliche Klinge
Dicker, leicht zu halten-der Griff
SCHÄLER

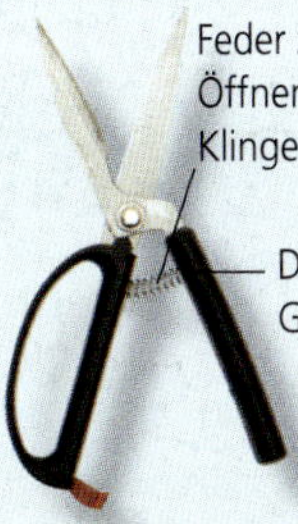

SELBSTÖFFNENDE SCHERE

F Was lässt sich verändern, um die Wege zum und im Haus gehfreundlicher zu machen?

Mit einem Haltegriff neben der Eingangstür kommen Sie leichter Stufen zum Haus hinauf. Eventuell benötigen Sie eine Rampe – für Rollstuhlfahrer wird ein Gefälle von 1:12 empfohlen. Für sicheres Treppensteigen im Haus reicht eventuell ein zusätzliches Treppengeländer. Es gibt auch Treppenliftsysteme und Aufzüge für Rollstuhlfahrer. Wenn Sie im Haus einen Gehwagen oder Rollstuhl benutzen, brauchen Sie mehr Platz, um sich im Zimmer zu bewegen und von einem Raum zum anderen zu gelangen. Durch Entfernung einer Zimmerwand können Sie Ihre Mobilität vergrößern. Vermeiden Sie Stolperfallen, indem Sie lose Teppiche entfernen oder zumindest rutschsicher machen und leuchten Sie Absätze, Treppen und Flure gut aus.

F Durch das Rheuma fällt mir das Hinsetzen und Aufstehen schwer. Wie kann ich es mir erleichtern?

Für Menschen mit Rheuma eignen sich Stühle mit erhöhter Sitzfläche, hoher Lehne und Armstützen. Darin lässt es sich entspannter sitzen und das Aufstehen fällt leichter. Sie können den Sitz Ihres Stuhls erhöhen, indem Sie ein Kissen darauflegen oder eine spezielle Stuhlerhöhung anbringen. Optimal ist eine Höhe, bei der Sie so hoch wie möglich sitzen, aber die Füße noch flach auf den Boden stellen können. Ein elektrisch gesteuerter Liegesessel mit ausfahrbarer Fußstütze ist ideal.

F Zur Toilette zu gehen ist für mich unangenehm und problematisch. Geht das nicht auch unkomplizierter?

Die Toilette lässt sich erhöhen, indem man einen Sockel daruntersetzt, oder mit einer speziellen Toilettensitzerhöhung, die auch mit Haltegriff erhältlich ist. Ein an der Wand angebrachter Haltegriff kann beim Aufstehen hilfreich sein. Sind Ihre Arme und Hände betroffen, können Sie die Toilette mit Wasch- und Trockenfunktion ausstatten lassen. Praktisch ist feuchtes Toilettenpapier.

F Gibt es Hilfsmittel, die das Aufstehen aus dem Bett erleichtern?

Auf Pfosten gestellte Betten erleichtern das Aufstehen. Mit einem am Bett angebrachten Haltegriff können Sie sich leichter aus dem Liegen aufrichten. Wählen Sie eine feste, den Rücken stützende Matratze. Sie können auch einen Matratzenheber oder ein Spezialkissen verwenden.

F Was kann ich im Bad verändern, um sicher duschen oder baden zu können?

Duschen fällt leichter als aus einer Badewanne zu steigen. Am besten eignet sich eine ebenerdige Dusche. In der Badewanne bzw. Dusche lässt sich ein Haltegriff anbringen oder ein Sitz einbauen. Wenn Sie gerne in der Wanne baden und beim Aussteigen Hilfe benötigen, sollten Sie einen elektrisch verstellbaren Badesitz, mit oder ohne Nackenstütze, verwenden.

F Ich koche gerne, aber mit dem Rheuma komme ich in der Küche nicht gut zurecht. Wie kann ich mir helfen?

Für ein ergonomisches Design kann die Höhe von Arbeitsflächen und Schränken verändert werden, Geräte und Steckdosen müssen höher oder niedriger angebracht werden, damit Sie sie leichter erreichen, und Sie sollten sicherstellen, dass Schalter und Griffe leicht zu bedienen sind. Spüle, Herd und Arbeitsflächen sollten eng beieinanderliegen, gleich hoch und frei zugänglich sein.

F An wen kann ich mich wegen Hilfsmitteln und Veränderungen in der Wohnung wenden?

Erkundigen Sie sich bei Ihrem Ergotherapeuten oder bei REHADAT, dem Informationszentrum zur beruflichen Rehabilitation behinderter Menschen, nach geeigneten Hilfsmitteln. Für größere Veränderungen am Haus oder an der Wohnung ist es ratsam, sich an regionale Unternehmen zu wenden, die sich auf behindertengerechte Umbauten spezialisiert haben. Diese können Sie am besten vor Ort beraten und bei den Formalien unterstützen – zum Beispiel bei der Beantragung von Förder- oder Pflegegeldern, die Ihnen für den Umbau zustehen.

Familienleben und Kinderversorgung

Ⓕ Kann ich trotz des Rheumas mein Kind sicher versorgen, es baden und wickeln?

Schmerzen, Erschöpfung und Behinderung beeinträchtigen Ihre Rolle als aktiver Elternteil. Vergewissern Sie sich, dass Sie mit der Babyausstattung zurechtkommen. Wechseln Sie Windeln dort, wo Sie sich nicht bücken müssen. Beim Baden von Babys sollten Sie ein Schaumstoffkissen und eine rutschfeste Matte einsetzen, an schlechten Tagen verwenden Sie nur eine Unterlage und einen Schwamm. Haushalten Sie mit Ihrer Energie, damit noch genug Kraft zum Spielen bleibt.

Ⓕ Ich habe Schuldgefühle, weil ich nicht alles für meine Familie tun kann – warum?

Es ist nicht Ihre Schuld, wenn Sie wegen Ihrer Schmerzen nicht mit den Kindern herumtoben können oder wenn Sie zu müde für einen Spaziergang mit Ihrem Partner sind. Haben Sie Nachsicht mit sich selbst. Wenn Sie gereizt sind, lassen Sie Ihren Unmut nicht an denen aus, die Ihnen am nächsten stehen oder die Sie trösten wollen.

Ⓕ Meine Familie möchte mir helfen, aber dadurch fühle ich mich nur noch hilfloser. Was soll ich tun?

Meist wollen Familienmitglieder gerne helfen, können jedoch, ohne es zu wollen, Ihre Hilflosigkeit, Frustration und Abhängigkeit verstärken. Vereinbaren Sie, wie viel Hilfe Sie brauchen, um einen Teil Ihrer Unabhängigkeit zu bewahren. Ihre Familie gibt Ihnen wertvolle emotionale und praktische Unterstützung, daher ist es wichtig, dass Sie offen mit Ihren Angehörigen sprechen. Sie kommen vermutlich mit Ihrer Erkrankung genauso schwer zurecht wie Sie selbst. Sprechen Sie mit ihnen über Ihre Krankheit und ermuntern Sie sie, Fragen zu stellen.

F Dadurch, dass ich müde und gereizt bin, leiden meine persönlichen Beziehungen. Wie kann ich das verhindern?

Ihre Erkrankung betrifft nicht nur Sie allein, sondern alle, die mit Ihnen zu tun haben. Sagen Sie ganz ehrlich, wie Sie sich fühlen – die Menschen, die Ihnen nahestehen, sollten das erfahren. Wenn es Ihnen schwerfällt, die Krankheit zu erklären, geben Sie Ihrer Familie oder Ihren Freunden eine Informationsbroschüre von Ihrem Arzt oder der Deutschen Rheuma-Liga.

SEXUELLE BEZIEHUNGEN

Menschen mit Rheuma erleben die Freude und Erfüllung von Liebesbeziehungen genau wie jeder andere, doch die Krankheit kann sich negativ auf die Sexualität auswirken. Daher sollten Sie Probleme ansprechen, sobald sie sich ergeben.

- Nehmen Sie sich Zeit für sich selbst und für Ihr(e) Partner(in), verwöhnen Sie sich.
- Nehmen Sie vor dem Sex Ihre Medikamente, um möglichst schmerzfrei zu sein.
- Eine warme Dusche bzw. ein warmes Bad vor dem Sex entspannt Gelenke und Muskeln.
- Ist Sex nicht möglich, suchen Sie nach anderen Wegen der gegenseitigen Befriedigung.
- Wenden Sie sich an einen Arzt oder Sexualtherapeuten, wenn Sie Ihre Probleme nicht innerhalb Ihrer Partnerschaft lösen können.
- Denken Sie daran: Reden ist wichtig; bleiben Sie mit Ihrem Partner im Gespräch.
- Bei der Deutschen Rheuma-Liga (siehe S. 184-185) ist die Broschüre »Leben und Lieben mit Rheuma« mit vielen Tipps erhältlich.

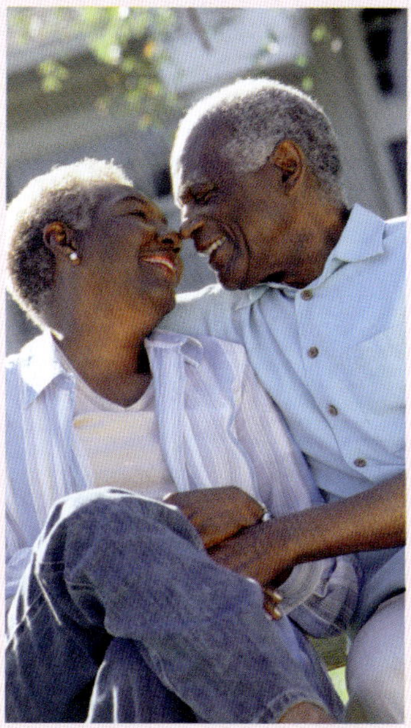

Reisen und Mobilität

F Was kann ich dagegen tun, dass der Schmerz und die Müdigkeit mir meine Unabhängigkeit rauben?

Wenn Schmerzen und Müdigkeit Ihre Unabhängigkeit beeinträchtigen und dazu führen, dass Sie weniger häufig und weniger lange verreisen können, achten Sie auf bequemes Schuhwerk. Am besten eignen sich Sportschuhe oder Schuhe mit dicken Sohlen. Erkundigen Sie sich bei Ihrem Arzt, im Sanitätshaus oder einem guten Schuhgeschäft. Denken Sie auch an einen Rollstuhl, einen Roller oder technische Anpassungen am Auto.

F Eigentlich möchte ich keinen Rollstuhl oder Roller haben – sind sie nicht ein Zeichen, dass ich aufgegeben habe?

Nein, denn sie können Ihnen zu wertvoller Unabhängigkeit verhelfen und Ihnen die Möglichkeit geben, zu verreisen und sich mit anderen Menschen zu treffen. Rollstühle, per Hand oder elektrisch betrieben, erhalten Sie zum Teil auf Verordnung im Sanitätshaus. Für ausgefallenere Modelle müssen Sie die Kosten selbst aufbringen. Lassen Sie sich von einer Reha-Beratungsstelle, der BfA oder Ihrem Kostenträger beraten und probieren Sie verschiedene Modelle aus, bevor Sie sich entscheiden.

F Ich habe Angst, dass ich das Auto nicht mehr selbstständig nutzen kann. Wie fahre ich sicher trotz Rheuma?

Auto fahren kann eine Herausforderung sein, abhängig davon, welches Auto Sie fahren, wie weit Sie fahren und wie schwer Ihre Erkrankung ist. Lassen Sie in einer medizinisch-psychologischen Untersuchung (MPU) Ihre Fahrtüchtigkeit klären und sprechen Sie mit Ihrem Arzt bzw. dem Sozialamt, ob Sie möglicherweise einen Zuschuss für ein behindertengerecht ausgestattetes Auto erhalten. Außerdem sollten Sie sich beim Finanzamt erkundigen, ob es für Sie eventuell eine Befreiung oder Vergünstigung bei der Kraftfahrzeugsteuer gibt.

F Gibt es eine Möglichkeit, Autoreisen angenehmer zu gestalten?

Auto fahren ist mit Rheuma oft schwierig. Bereitet es Ihnen Schwierigkeiten, beherzigen Sie folgende Tipps: Nehmen Sie Ihre Schmerzmittel und andere Medikamente rechtzeitig vor der Abfahrt ein, so wirken sie im richtigen Zeitraum. Haben Sie Probleme mit den Handgelenken oder beim Festhalten, hilft eine Handgelenkstütze. Planen Sie während der Fahrt regelmäßig Pausen ein.

F Ich möchte mir ein neues Auto anschaffen. Auf was sollte ich achten?

Das Auto muss Ihren persönlichen Bedürfnissen entsprechen. Es sollte über Servolenkung, elektrische Fensterheber und Spiegel sowie über ein Automatikgetriebe verfügen. Wichtig ist, dass die Sitze ergonomisch geformt sind und in der Höhe verstellt werden können. Können Sie problemlos ein- und aussteigen? Lassen sich die Türen gut öffnen und schließen und das Lenkrad gut festhalten? Können Sie die Schalter mühelos bedienen, lässt sich die Zündung gut betätigen und ist der Gurt bequem und einfach anzulegen? Machen Sie mit dem Auto mehrere Probefahrten, bevor Sie sich entscheiden.

F Ich finde nur schwer einen Parkplatz. Wer kann mir helfen?

Auf den meisten öffentlichen Parkplätzen gibt es eigens für Behinderte reservierte Parkplätze, auf denen Sie parken dürfen, wenn Sie einen entsprechenden Schwerbehindertenausweis besitzen. Der Ausweis kann beim zuständigen Versorgungsamt beantragt werden.

F Wäre es besser, mit dem Bus, Flugzeug oder Schiff zu reisen statt mit dem Auto?

Mit diesen Verkehrsmitteln reisen Sie viel entspannter und stressfreier als mit dem Auto, insbesondere auf langen Strecken. Bahnhöfe, Fährverbindungen und Flughäfen müssen per Gesetz behindertengerecht ausgestattet sein. Sicherheitshalber sollten Sie Reiseveranstalter im Voraus darüber informieren, welche Hilfe Sie benötigen.

Die Gelenke schonen

Ⓕ **Warum soll ich meine Gelenke schonen?**

Die Art, wie Sie stehen und sich bewegen, beeinflusst den Umfang der Belastung der Gelenke. Eine schlechte Haltung verstärkt die Belastung von Hals und Rücken. Werden bestimmte Bewegungen ständig wiederholt, führt dies zur Belastung von Muskeln und Gelenken. Auch übermäßige Anstrengung kann sie belasten. Bei einer Überbeanspruchung von geschwollenen und schmerzenden Gelenken kommt es zu einer Schwächung der stützenden Gelenkstrukturen (Bänder und Gelenkkapseln). Im Laufe der Zeit entstehen so Deformierungen.

Ⓕ **Muss ich meine Gewohnheiten wirklich für den Rest meines Lebens ändern?**

Ja, denn Rheuma kann zu Gelenkverformungen führen. Wenn Sie an Rheumatoider Arthritis leiden, können die Handgelenke sich nach unten verdrehen und die Finger sich vom Daumen wegspreizen. Bei Rheuma des Daumens kann es zu einer zickzackförmigen Deformität kommen. Bei vielen Tätigkeiten, wie Heben, werden die Handgelenke nach unten gedehnt. Andere Tätigkeiten, z. B. das Aufdrehen eines Marmeladenglases, erfordern eine Drehbewegung aus den Fingerknöcheln heraus. Im Lauf der Zeit werden die Bänder geschwächt, die Gelenke verformen sich. Gewohnheiten zu verändern, erfordert viel Energie, das Schwerste dabei ist jedoch der Anfang.

Ⓕ **Was ist, wenn ich mich schon an den Schmerz gewöhnt habe?**

Häufig gewöhnen sich Rheumapatienten an den Schmerz oder er wird durch die Medikamente verschleiert, sodass man eventuell erst im Anschluss bemerkt, dass eine Tätigkeit belastet, schmerzt oder ermüdet. Doch wenn es schmerzt, müssen Sie etwas ändern.

WICHTIGE PRINZIPIEN ZUM SCHUTZ DER GELENKE

In der Biomechanik werden physikalische Techniken zum Stehen, Bewegen und Handhaben von Gegenständen eingesetzt. Die Ergonomie gestaltet Aufgaben und Gegenstände so, dass sie so gut wie möglich zu Ihren Fähigkeiten passen. Die folgenden Prinzipien beinhalten biomechanische und ergonomische Methoden.

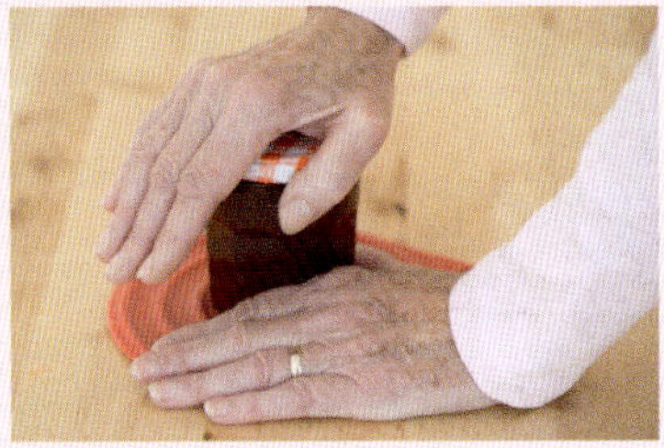

PRINZIP	BEISPIELE
Gebrauchen Sie die großen, kräftigen Muskeln	Bei Beschwerden in den Händen sollten Sie Taschen über dem Unterarm oder der Schulter tragen.
Vermeiden Sie Drehbewegungen	Um ein Marmeladenglas aufzuschrauben, drücken Sie mit der Handfläche auf den Deckel und verwenden Sie eine rutschfeste Unterlage (siehe Bild oben).
Verteilen Sie eine Last auf mehrere Gelenke	Geschirr und Töpfe sollten Sie mit der ganzen Hand und nicht nur mit Daumen und Fingern halten.
Strengen Sie sich nicht zu sehr an	Halten Sie Dinge nicht zu fest, bewegen Sie sie mit einem fahrbaren Untersatz. Verwenden Sie Hilfsmittel.
Verharren Sie nicht zu lange in einer Position	Stehen Sie, wenn Sie lange sitzen, alle halbe Stunde auf und bewegen Sie sich ein bisschen. Alternativ können Sie Ihre Beine ausstrecken und die Fußgelenke bewegen. Machen Sie regelmäßig kurze Bewegungspausen.
Gehen Sie mit Überlegung vor	Bewahren Sie Dinge, die Sie oft benötigen, gut erreichbar auf. Ordnen Sie den Stauraum, z. B. durch Schubladen mit Trennwand, Einstell- und ausziehbare Regale.
Gehen Sie geruhsam vor	Machen Sie z. B. nach 20 Minuten Gartenarbeit immer eine Pause von fünf bis zehn Minuten.

Ⓕ Wie teile ich meine Energie am besten ein?

Stellen Sie sich vor, Sie wären eine Batterie und hätten pro Tag nur eine bestimmte Menge an Energie zur Verfügung. Teilen Sie die Energie auf – zwischen dem, was Sie tun müssen und dem, was Sie tun möchten. Für Ihre Gesundheit ist es wichtig, dass Sie ausreichend Gelegenheit für Freizeit und Geselligkeit haben. Mit regelmäßigen Pausen und Ruhephasen können Sie Ihre Batterie wieder aufladen, und durch wechselnde Aktivitäten werden die Muskeln nicht einseitig belastet. Unterbrechen Sie Ihre Arbeit durch häufige Ruhephasen. Pausieren Sie alle 30 bis 45 Minuten für ein paar Minuten. Ist Ihnen das nicht möglich, sollten Sie wenigstens alle zwei Stunden eine Pause von 15 Minuten machen.

Ⓕ Bei der Arbeit und mit der Familie schaffe ich es nicht, Pausen zu machen. Was kann ich tun?

Legen Sie stattdessen bei allem, was Sie tun, regelmäßig Mikropausen ein. Dehnen Sie die Muskeln und Gelenke, die Sie einsetzen, alle fünf bis zehn Minuten für 30 bis 60 Sekunden. Das können Sie bei der Arbeit genauso tun wie zu Hause. Stellen Sie sich den Wecker oder irgendeinen anderen Alarm, um sich an die Pausen zu erinnern. Nach einigen Tagen werden Sie feststellen, dass die Unterbrechungen langsam zur Gewohnheit werden. Mikropausen helfen dabei, nicht so schnell zu ermüden und so Tätigkeiten länger ausüben zu können.

Ⓕ Das Rheuma beeinträchtigt meine Haltung. Wie stehe ich richtig?

Beim Stehen sollten die Ohren mit den Schultern eine Linie bilden, die Schultern sollten entspannt und locker sein und sich auf einer Linie mit der Hüfte befinden. Halten Sie die Hüften in einer Linie mit Knien und Fußgelenken, wobei die Knie leicht entspannt (also etwas gebeugt, nicht durchgedrückt) und das Körpergewicht gleichmäßig auf beide Füße verteilt sein sollte.

F Ich gehe gern spazieren – was sollte ich dabei beachten, um meine Gelenke zu schonen?

Zunächst sollten Sie sich ein Paar gute Laufschuhe anschaffen. Die Schuhe sollten stoßdämpfende Sohlen oder Einlegesohlen besitzen, die Schuhsohlen sollten durchgehend sein mit leicht abgeschrägtem Absatz. Der Schuh muss fest schließen (Schnürbänder oder Riemen). Menschen mit Fuß- oder Beinbeschwerden blicken beim Gehen oft direkt auf den Boden, weil sie befürchten zu stolpern. Versuchen Sie einige Meter nach vorne zu schauen, das ist besser für Ihre Körperhaltung.

EINEN MITTELSCHWEREN GEGENSTAND ANHEBEN

Vermeiden Sie es, schwere Gegenstände zu heben bzw. zu bewegen, vor allem wenn Sie an Hüft- oder Kniebeschwerden leiden. Diese Technik hilft dabei, schwerere Gegenstände anzuheben. Wenn Sie im Beruf oft heben müssen, ist Ihr Arbeitgeber verpflichtet, Ihnen Hilfsmittel zur Verfügung zu stellen.

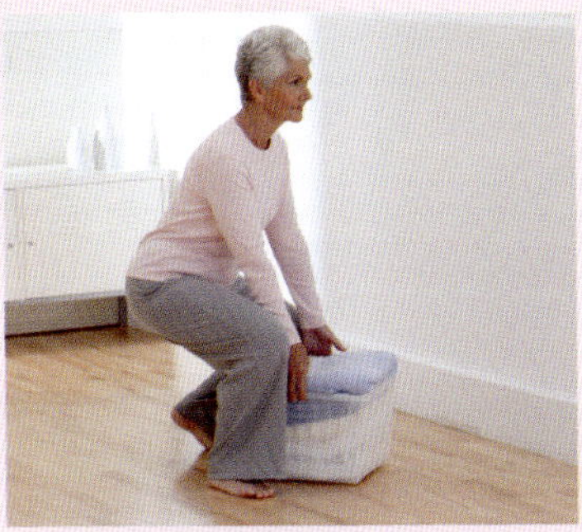

IN STELLUNG GEHEN *Gehen Sie möglichst nah an den Gegenstand heran; gehen Sie dann mit dem Gesäß nach unten und beugen Sie die Knie anstelle des Rückens.*

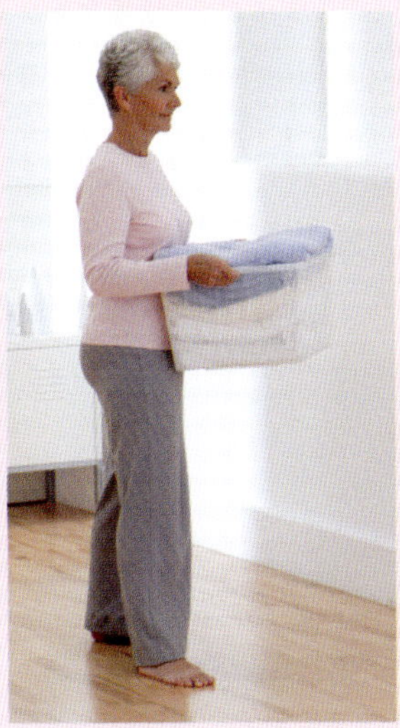

DEN GEGENSTAND HOCHHEBEN

Halten Sie den Gegenstand gut fest. Spannen Sie die Bauchmuskeln an. Halten Sie das Gewicht nah an Ihrem Körper und richten Sie sich mithilfe Ihrer Oberschenkelmuskeln anstelle Ihrer Rückenmuskulatur auf.

Schmerzen bewältigen

Ⓕ **Was verursacht Schmerzen?**

Schmerz ist die Antwort des Nervensystems auf Verletzungen bzw. Krankheiten, die den Körper schädigen. Der Schmerz gilt als Alarmsystem, das den Körper dazu anregt, Schutzmaßnahmen zu ergreifen, um weiteren Schaden zu vermeiden. Jeder, der regelmäßig Schmerzen hat, weiß aber, dass es bestimmte Arten chronischer Schmerzen gibt, die in keiner Weise nachvollziehbar sind und ohne erkennbaren Grund auftreten.

Ⓕ **Empfinden alle Menschen den Schmerz gleich?**

Nein, einige Menschen haben eine niedrige Schmerzgrenze und spüren bereits weniger intensive Schmerzen stärker als andere, die selbst starke Schmerzen aushalten können. Auch die Schmerzursache, Stimmung und Charakter beeinflussen das Schmerzempfinden.

Ⓕ **Wie bewältigt der Körper normalerweise Schmerzen?**

Der Körper verfügt über eine Methode, Schmerzen zumindest für kurze Zeit zu lindern. Im Gehirn und Rückenmark werden Endorphine und Enzephaline hergestellt, die zur chemischen Familie der Morphine gehören und eine ähnlich beruhigende Wirkung besitzen.

Ⓕ **Kann ich lernen, auch ohne Medikamente mit dem Schmerz zurechtzukommen?**

Ja – entdecken Sie Ihre eigenen Methoden zur Schmerzbewältigung. Ruhen Sie sich aus, aber nicht im Bett. Vermeiden bzw. reduzieren Sie einige Tage lang Aktivitäten, die die Schmerzen verschlimmern. Applizieren Sie mehrmals täglich Wärme oder Kälte, was immer Ihre Schmerzen lindert. Machen Sie Atem- und Entspannungsübungen. Beginnen Sie, sobald der Schmerz nachlässt, langsam wieder mit Bewegungsübungen.

F Was ist die beste Massagetechnik für ein schmerzendes Gelenk?

Durch Massage und Reiben eines schmerzenden Körperteils werden Muskelverspannungen gelöst, die Durchblutung verbessert und die Flüssigkeit aus geschwollenen Gelenken und Muskeln verdrängt. Eine sanfte, fünf bis zehn Minuten lange Massage ist eine sehr effektive, sichere und angenehme Art, Schmerzen zu lindern. Cremes, Körperlotionen, Öle, Salben und Gels wirken oft schmerzlindernd, weil sie einmassiert werden.

F Stimmt es, dass Wassertherapie den Schmerz lindert?

Die Wassertherapie nutzt die Wärme und den Auftrieb des Wassers zur Entspannung der Muskeln, zur Reduzierung der vom Körper zu tragenden Last sowie der Belastung von Beinen und Rumpf und lindert so den Schmerz.

F Ist eine Heilbadbehandlung sinnvoll?

Bei dieser Form der stationären Behandlung baden Sie in natürlich warmem Heilwasser, das viele Mineralien enthält, und erhalten Fangopackungen. Der Effekt wird durch Pflege und leichte Bewegung verstärkt. Die Heilbadbehandlung wirkt zumindest teilweise durch die Entlastung von Alltagspflichten, das entspannende Umfeld und ihren ganzheitlichen Gesundheitsansatz. Sie ist jedoch relativ teuer und nur zeitlich beschränkt verfügbar.

F Wie geeignet sind Hydrotherapie und Aquatherapie?

Die Hydrotherapie umfasst unter anderem Bewegungsbäder, die den Auftrieb und den Widerstand des warmen Wassers für die Therapie nutzen. Hydrotherapie ist eine sehr beliebte Anwendung und preiswerter als eine Heilbadtherapie. Achten Sie auf qualifizierte Einrichtungen und Therapeuten. Zahlreiche öffentliche Schwimmbäder bieten Aquatherapie an, die viele Vorteile der Hydrotherapie beinhaltet. Sie können auch selbstständig vorsichtige Bewegungsübungen im Schwimmbad machen.

WÄRME- ODER KÄLTEAPPLIKATION

Menschen mit Rheuma helfen sich bei einem akuten Krankheitsschub oft mit Wärme- oder Kälteanwendungen. Wärme eignet sich gut zur Entspannung verspannter und schmerzender Muskeln. Sowohl Wärme als auch Kälte steigert die Blutzufuhr, verringert die Schwellung und ermöglicht bessere Beweglichkeit.

WÄRME Mit Wärme, die durch Wärmepacks, eine in ein Handtuch gewickelte Wärmflasche, ein heißes Bad sowie durch Thermokleidung bzw. -bandagen erzeugt wird, lassen sich nicht entzündliche Schmerzen erheblich lindern.

KÄLTE Kälte können Sie mit Kältepacks und Kühlsprays erzeugen. Sogar ein in ein Handtuch gewickelter Beutel gefrorener Erbsen (siehe Bild rechts) kann Schmerzen lindern, die Blutzufuhr verbessern und abschwellend wirken.

VORSICHT Meist lassen sich Gelenke bedenkenlos wärmen oder kühlen. Wenn Sie Kreislaufprobleme haben, sollten Sie zuvor Ihren Arzt oder Physiotherapeuten befragen. Legen Sie keine Wärmequelle auf ein Gelenk, auf das Sie ein Medikament zur äußerlichen Anwendung aufgetragen haben, denn dadurch würde es zu schnell aufgenommen. Vermeiden Sie direkten Hautkontakt mit nassen, gefrorenen oder zu heißen Quellen, Überhitzung und Unterkühlung.

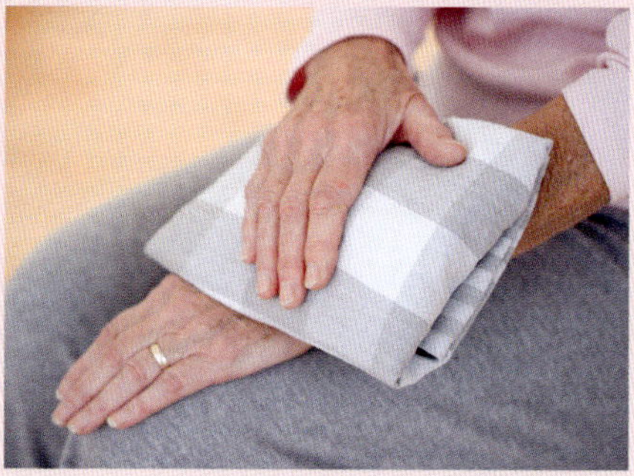

WÄRME- BZW. KÄLTEAPPLIKATION
Setzen oder legen Sie sich bequem hin und entspannen Sie sich vor der Anwendung. Für eine Wärmeanwendung legen Sie die Wärmequelle etwa 10–15 Minuten auf das schmerzende, entzündete Gelenk. Entfernen Sie die Wärmflasche und bewegen Sie das Gelenk vorsichtig. Legen Sie die Wärmequelle nochmals 5–10 Minuten auf das Gelenk.

Für eine Kältebehandlung legen Sie die Kältequelle etwa 10–15 Minuten auf das schmerzende, entzündete Gelenk. Nehmen Sie den Kältepack wieder weg und bewegen Sie das Gelenk vorsichtig.

(F) Lohnt sich die Anschaffung eines TENS-Gerätes zur Schmerzlinderung im akuten Krankheitsschub?

Ja, aber Sie müssen vorher Ihren Arzt fragen und sich die Anwendung des Geräts erklären lassen. Bei der TENS handelt es sich um eine sichere, nichtinvasive Behandlungsform zur Schmerztherapie, Muskelentspannung und Verlangsamung der Atmung. Das Gerät arbeitet mit schwachen elektrischen Impulsen. Sie sollten es etwa eine Stunde lang verwenden und dabei stehen bzw. sitzen oder langsam herumgehen. Sie dürfen das Gerät nicht in der Schwangerschaft verwenden und auch nicht, wenn Sie einen Herzschrittmacher tragen oder an einer Herzerkrankung leiden. Befestigen Sie die Elektroden des Geräts nicht in der Nähe der Halsschlagader.

(F) Können Atem- und Muskelentspannungsübungen meine Schmerzen lindern?

Ja, denn sie helfen Ihnen, die Kontrolle über den Schmerz zu gewinnen. Wenn Sie Schmerzen haben, neigen Sie dazu, alles schwarz zu sehen. Dadurch geraten Sie in Stress, die negativen Gedanken verstärken sich. Diesen Teufelskreis gilt es zu durchbrechen. Vielleicht sind Sie skeptisch, dass so einfache Techniken Ihnen gegen den Schmerz helfen können – probieren Sie es einfach aus, denn schaden tun die Übungen auf keinen Fall. Und sie können Ihnen sehr viel helfen.

(F) Kann ich dem Schmerz vorbeugen, indem ich aktive und Ruhephasen miteinander abwechsle?

Vermutlich. Körperliche Bewegung ist bei der Bewältigung von Schmerzen hilfreich, doch auch Ruhe und Entspannung sind wichtig. Erschöpfung führt zu Muskelschwäche und erhöht die Gefahr von Schmerzen und Gelenkschäden. Die meisten Menschen empfinden schon kurz nach Beginn einer Aktivität Schmerzen. Oft machen sie jedoch weiter, bis der Schmerz so stark wird, dass sie sich ausruhen müssen. Es wäre besser, die Dauer der Aktivität zu begrenzen und kleine Ruhephasen einzulegen.

Stress bewältigen

F Warum wird Stress zunehmend zum Problem für mich?

Ursachen für Stress sind Veränderungen im Lebensstil, Veränderungen, die Sie sich vorstellen (z. B. Zukunftsängste), sowie tagtägliche Ärgernisse. Auch die Folgen und Symptome von Rheuma sind Ursache für Stress. Stress führt wiederum zu einer Verstärkung der Symptome wie Schmerzen, Müdigkeit oder Verspannungen.

F Was geschieht, wenn der Stress überhandnimmt?

Die Höhen und Tiefen bei Rheuma stören das emotionale Gleichgewicht und führen zu Frustration, Wut, Trauer und Ängsten. Stimmungsschwankungen erhöhen den Stresspegel, während negative Gedanken dem Teufelskreis von Schmerzen, Erschöpfung und Stress neue Nahrung geben. Glauben Sie, dass Sie mit dem Stress zurechtkommen, ist es weniger wahrscheinlich, dass Ihr Körper die Stressreaktion aktiviert. Anderenfalls ist die Wahrscheinlichkeit, dass Sie mit Stress reagieren, viel größer.

F Wie kann ich meine Reaktion auf Stress verändern?

Es gibt viele Methoden zur Stressbewältigung, z. B. Gymnastik, Bewegungstherapien, Entspannung, Atemübungen und Meditation. Auch der Verstand spielt eine wichtige Rolle bei der Stressbewältigung. In welcher Situation auch immer Sie sich befinden: Sie können entscheiden, wie Sie darauf reagieren – Sie besitzen einen freien Willen. Unsere Ansichten und Überzeugungen sind es, die unsere Reaktion auf Stress beeinflussen – nicht die Ereignisse in der Gegenwart oder Vergangenheit. Die Denkweise zu verändern erfordert Zeit und geistige Anstrengung. Als Belohnung für Ihre Ausdauer erwarten Sie eine glücklichere Lebensperspektive und eine bessere Gesundheit.

F Wie finde ich heraus, in welchen Situationen ich negativ mit Stress umgehe?

Der erste Schritt zur Veränderung der Stressreaktion des Körpers besteht darin festzustellen, welche Ideen und Gedanken Ihnen durch den Kopf gehen. Mit zunehmendem Stresspegel regen wir uns immer weiter auf und haben automatisch negative Gedanken (ANGs). Die negativen Gedanken tauchen ganz unvermittelt auf und sind gleichzeitig sehr glaubhaft. Typische ANGs sind es, in Extremen zu denken, zu meinen, Sie wüssten, was andere denken, ohne zu hören, was sie zu sagen haben, sich selbst für Dinge verantwortlich zu machen, für die Sie keine Schuld tragen, Ereignissen häufig »negative Etiketten« zu geben, positive Erfahrungen und persönliche Stärken gering zu schätzen oder immer zu denken, Sie »müssten« dies oder »sollten« jenes tun.

F Ich habe keine Lust mehr auszugehen, ich bin zu müde und deprimiert. Was spielt es denn für eine Rolle, dass ich mich so fühle?

Es spielt eine große Rolle. Viele Menschen mit Rheuma empfinden auf diese Weise, doch es ist wichtig, solche negativen Gedankenmuster zu bewältigen. Versuchen Sie, aus dem Teufelskreis auszubrechen. Gehen Sie auf rationale, logische Weise gegen Ihre Gedanken an und beugen Sie in stressigen Situationen negativen Folgen vor (siehe S. 142–143). Sie werden dadurch lernen, positiver, flexibler und effektiver zu handeln und in Zukunft mit Situationen, die Stress auslösen, besser umzugehen.

F Welche Wege gibt es, Stress gar nicht erst zum Problem werden zu lassen?

Führen Sie Tagebuch über Ihre körperliche Bewegung und Aktivitäten, Schlafgewohnheiten und praktischen Problemlösungen. Meditation, Atemübungen und Visualisierung können Stress reduzieren und führen zu größerer Ausgeglichenheit, weniger Angespanntheit und niedrigerem Blutdruck. Wenden Sie diese Methoden regelmäßig, am besten täglich an.

Die ABC-Methode

Erkenntnistherapeuten und Lifecoaches, die uns beim Verständnis von Gedanken und Gefühlen helfen können, haben wirksame Strategien zur Stressbewältigung entwickelt. Eine davon, die ABC-Methode, soll Ihnen verdeutlichen, wie Sie auf eine stressige Situation reagieren können. A steht für den Anlass, mit B sind die Bilder und Gedanken gemeint, die in Ihrem Geist entstehen, und unter C (consequences) versteht man die emotionalen, gedanklichen oder physischen Folgen. Fügen Sie ein D und E hinzu, indem Sie gegen Ihre negativen Gedanken und Überzeugungen angehen (»disputieren«) und dann eine effektive Vorgehensweise entwickeln.

TAGEBUCH ÜBER GEDANKEN UND SYMPTOME

Wenn Sie sich häufiger gestresst fühlen, führen Sie ein Tagebuch über Gedanken und Symptome, in dem Sie Ereignisse eintragen, die Stress auslösen, und auch Ihre Reaktionen darauf. Machen Sie die Aufzeichnungen, solange das Ereignis noch frisch im Gedächtnis ist. Notieren Sie Ihre Gedanken, Gefühle und die Folgen in drei Spalten: A für Auslösendes Ereignis, B für Bilder/Gedanken und C für Folgen (consequences). Das wird Ihnen helfen, den Zusammenhang zwischen Gedanken,

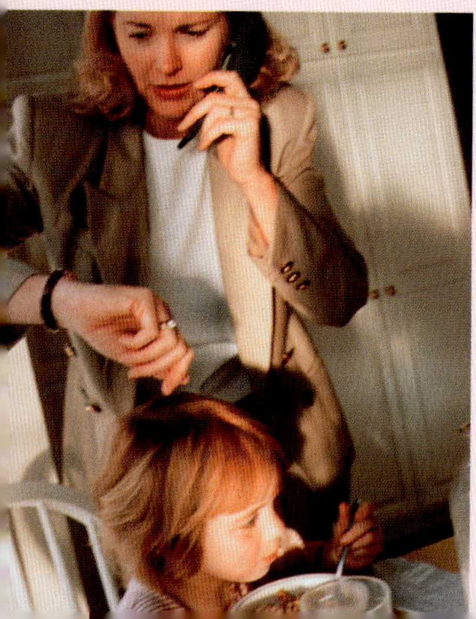

AUSLÖSENDES EREIGNIS	BILDER/GEDANKEN
In unserem Beispiel reagiert eine Rheumapatientin mit Stress, weil ihre beiden Söhne vor der Schule nicht ihre Jacken anziehen wollen und schließlich nur mit Mühe den Bus erreichen.	»Wir schaffen es nie pünktlich zur Schule.« »Ich bin eine so schlechte Mutter.« »Ich werde mit den beiden einfach nicht fertig.« »Jeder Morgen ist ein einziger Kampf!«

EINEN AUSBLICK ENTWICKELN

Sobald Sie Ihre negativen Gedankenmuster erkannt haben, entwickeln Sie eine rationale, logische Weise sie zu hinterfragen (zu disputieren). Hier einige Tipps:

- Welchen Grund gibt es dafür, dass Sie so denken? Messen Sie in Bezug auf sich selbst mit zweierlei Maß?
- Denken Sie in Grautönen statt in Schwarz und Weiß, z. B. mihilfe einer Bewertungsskala von 0 bis 100.
- Warum machen Sie sich Vorwürfe, wenn Sie einmal versagen? Sehen Sie die Dinge lockerer: Sie »müssen« nicht immer alles.
- Notieren Sie Pro und Contra Ihrer Gedanken, Gefühle und Ihres Verhaltens. So finden Sie eine rationale Perspektive.

Gefühlen, Stress und einer Verschlechterung Ihrer Rheumasymptome zu erkennen. In zwei weiteren Spalten notieren Sie Gedanken, die einen positiven Blick auf das Ereignis ermöglichen, und Ideen zu einem effektiven Vorgehen für das nächste Mal.

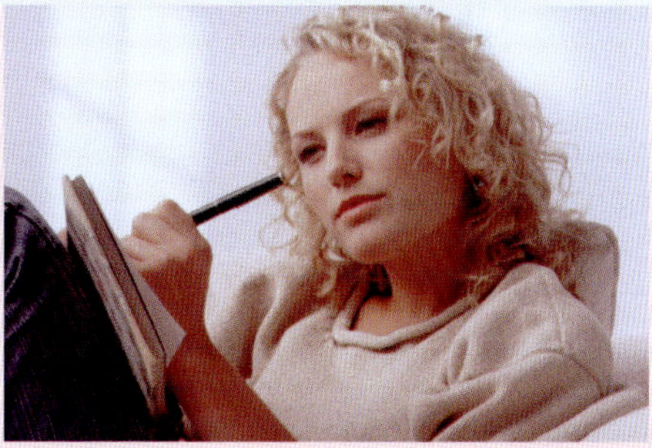

FOLGEN	DISPUTIERENDE GEDANKEN	EFFEKTIVES VORGEHEN
Frustration, Ärger, Anspannung, Erschöpfung.	»Es macht nichts, manchmal ein bisschen zu spät zu kommen.«	Atme tief durch.
Flacher Atem, Herzjagen, Stressgefühle.	»Meistens schaffen wir es rechtzeitig zum Bus.«	Gib ihnen einen Kuss – das hassen die Jungs!
Zunehmend Schmerz und Erschöpfung. Sorgen.	»Mit den Kindern werde ich doch meistens sehr gut fertig. Ich schaffe das.«	Bereite das Mittagessen am Abend vorher vor, um morgens Hektik zu vermeiden.
Probleme, verschiedene Aufgaben zu erledigen.		Sage den Kindern, warum du ihre Hilfe brauchst.

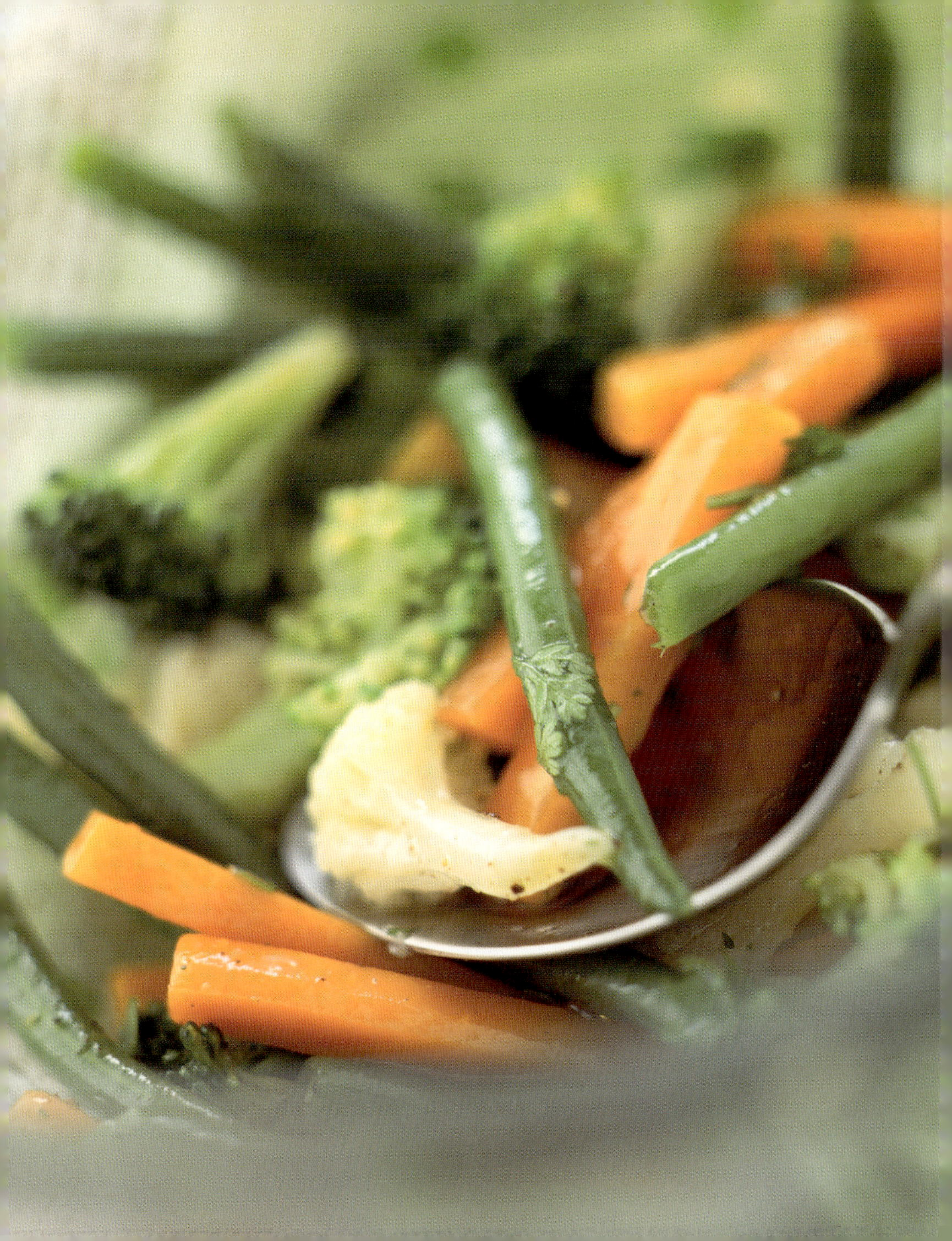

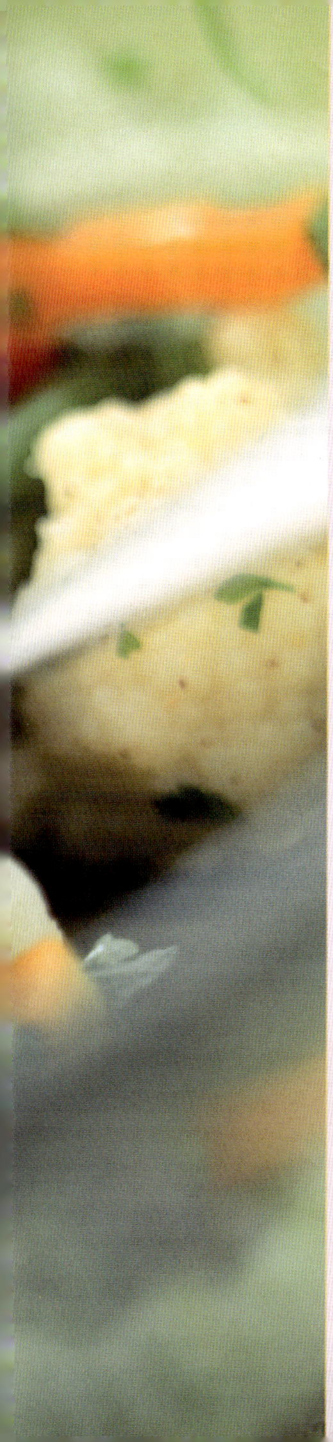

Essen und Trinken

Es gibt keine eindeutigen medizinischen Beweise, dass bestimmte Nahrungsmittel akute Rheumaschübe auslösen oder die Symptome der Krankheit lindern können. Sie sollten den Zusammenhang zwischen Nahrung und Arthritis nicht überbewerten; es gibt jedoch gute Gründe dafür, auf die Ernährung zu achten. Je mehr wir über die Arthritis herausfinden, desto offensichtlicher wird, dass richtige Nahrung sich positiv auswirkt.

Gesunde Ernährung

F Muss ich mit Rheuma eine bestimmte Diät einhalten?

Rheumapatienten sollten sich ausgewogen ernähren. Ihre Nahrung sollte – unabhängig vom Alter oder der körperlichen Fitness – möglichst vielseitig sein. Die fünf wesentlichen Bestandteile der Nahrung sind Kohlenhydrate, Eiweiß, Fette, Vitamine und Mineralien. Der Schlüssel zu einer gesunden Ernährung ist das richtige Gleichgewicht. Generell sollten Sie viel Fisch (weißen und fetthaltigen), Geflügel, mageres rotes Fleisch, fettarme Milchprodukte, ballaststoffreiche Nahrungsmittel, Hülsenfrüchte sowie viel frisches Obst und Gemüse essen. Frittierte Speisen und zuckerhaltige Naschereien sollten hingegen nur selten auf dem Speiseplan stehen.

F Warum gehören ballaststoffreiche, stärkehaltige Nahrungsmittel mit wenig Zucker zu einer gesunden Ernährung?

Kohlenhydrate sind unsere wichtigste Energiequelle. Sie kommen hauptsächlich in stärkehaltigen Nahrungsmitteln vor – wie beispielsweise Brot, Getreideflocken, Reis, Nudeln und Kartoffeln – sowie in Zucker. Stärkehaltige Nahrungsmittel enthalten darüber hinaus Ballaststoffe und einige Nährstoffe, die für die Gesundheit von Bedeutung sind, darunter Kalzium, Eisen und die B-Vitamine. Zucker hingegen liefert nur Kalorien und sein Nährstoffgehalt ist kaum von Bedeutung. Die Hälfte der täglichen Nahrungsmittel sollte stärkehaltig sein. Bevorzugen Sie Körner- und Vollkornbrot, Vollkornreis und -nudeln sowie Hülsenfrüchte, da diese besonders viel Ballaststoffe enthalten. Die Ballaststoffe sorgen für ein länger anhaltendes Sättigungsgefühl und verbessern gleichzeitig die Verdauung. Achten Sie auf stärkehaltige Nahrungsmittel als Bestandteil jeder Mahlzeit.

F Wie viel Eiweiß sollte ich zu mir nehmen?

Der Körper benötigt Eiweiß, um die Funktion der Muskeln und anderer Körpergewebe sicherzustellen. Die meisten Menschen brauchen nicht mehr als zwei eiweißreiche Mahlzeiten am Tag, dazu die Milch im Müsli, Tee und Kaffee. Eiweißreiche Nahrungsmittel sind Milchprodukte, Eier, Hülsenfrüchte, Nüsse, Fisch, Geflügel und Fleisch. Am besten sind fettarme Produkte.

F Ich habe kaum Appetit und wiege wenig. Sollte ich häufiger kleine, eiweißhaltige Mahlzeiten essen?

Ein akuter Rheumaschub kann, insbesondere bei der Rheumatoiden Arthritis, zu Muskelschwäche und Gewichtsverlust sowie zu einem allgemeinen Krankheitsgefühl und Appetitmangel führen. In diesem Fall sollten Sie mehrmals täglich kleine eiweißreiche Mahlzeiten oder Snacks zu sich nehmen, z. B. ein Stückchen Käse, einen Joghurt oder einen Milchshake.

F Sind ungesättigte Fette besser als gesättigte?

Grundsätzlich ja. Es gibt viele verschiedene Arten von Fetten, einige sind jedoch gesünder als andere, daher ist die Unterscheidung wichtig. Gesättigte Fettsäuren finden sich in rotem Fleisch und vielen verarbeiteten Nahrungsmitteln – beispielsweise Hamburgern, Würstchen, Hartkäse, Butter, Kuchen, Teilchen, Sahne, Kokos- und Palmfett. Diese gesättigten Fettsäuren zählen nicht zu den »gesunden Fetten«, da sie, in großen Mengen genossen, den Cholesterinspiegel im Blut ansteigen lassen und so das Risiko einer Herzerkrankung erhöhen. Die in Pflanzenölen und einigen Margarinesorten sowie in fettem Fisch enthaltenen ungesättigten Fettsäuren sind im Allgemeinen gesünder. Heutzutage ist die Auswahl so groß, dass es weder schwierig noch teuer ist, gesündere Fette zu sich zu nehmen. Ein hoher Fettanteil in der Nahrung kann zu Gewichtszunahme führen.

F Wie viel Fett sollten meine Mahlzeiten enthalten?

Fett liefert mehr als doppelt so viele Kalorien wie Kohlenhydrate oder Eiweiß. Wenn Sie dauerhaft zu viel Fett zu sich nehmen, riskieren Sie daher Übergewicht und Herzkrankheiten. Auf den meisten Nahrungsmittelverpackungen ist der Fettanteil angegeben. Wählen Sie mehr Lebensmittel mit geringem Fettanteil (weniger als 3g Fett pro 100g) und weniger fettreiche Lebensmittel (mehr als 20g Fett pro 100g). Wenn der Anteil gesättigter Fette auf der Packung angegeben ist, ist eine Menge von 3 bis 5g ein moderater Wert.

F Was bedeuten die Begriffe »einfach ungesättigte« und »mehrfach ungesättigte Fettsäuren«?

Sowohl einfach als auch mehrfach ungesättigte Fettsäuren gehören zu den »gesunden Fetten«. Nahrungsmittel mit einem hohen Anteil einfach ungesättigter Fettsäuren sind z.B. Avocados, Olivenöl, Nüsse und Samen. Man geht davon aus, dass sie vor Herzkrankheiten schützen können. Bei den mehrfach ungesättigten Fettsäuren gibt es zwei Hauptgruppen: die Omega-3- und die Omega-6-Fettsäuren. Beide werden vom Körper benötigt, doch die Balance spielt eine große Rolle. Versuchen Sie, den Anteil an Omega-3-Fettsäuren zu erhöhen und die Omega-6-Fettsäuren zu reduzieren. Gut sind Oliven- und Rapsöl und auf Olivenöl basierende Margarine. Auch fetter Fisch, z.B. Sardinen, Makrelen und Lachs, ist eine hervorragende Quelle für Omega-3-Fettsäuren.

F Ist eine fettfreie Diät sinnvoll?

Nein, auf keinen Fall. Alle Fette und Öle liefern Energie und werden unter anderem benötigt, damit der Körper bestimmte Vitamine aufnehmen kann. Entscheidend ist vielmehr, Nahrungsmittel mit möglichst viel ungesättigten Fetten zu wählen. Dazu gehören Raps- und Olivenöl, fetter Fisch, Avocacos und bestimmte Nüsse.

F Hilft es, wenn ich weniger Salz zu mir nehme?

Zu viel Salz kann das Risiko für Bluthochdruck, Herzerkrankungen und Schlaganfall erhöhen. Erwachsene und Kinder über elf Jahre sollten nicht mehr als 6 g (etwa einen Teelöffel) Salz pro Tag zu sich nehmen. Die meisten verarbeiteten Lebensmittel enthalten viel Salz. Bevorzugen Sie daher frische bzw. salzarme Nahrungsmittel. Als salzarm gelten Nahrungsmittel mit weniger als 0,25 g Salz pro 100 g bzw. weniger als 0,1 g Natrium pro 100 g. Verwenden Sie beim Kochen nicht mehr als eine Prise Salz und probieren Sie, bevor Sie am Tisch nachsalzen – wahrscheinlich brauchen Sie gar kein Salz mehr.

F Wie viel Flüssigkeit sollte ich täglich trinken?

Über die Hälfte des Körpers besteht aus Wasser – denken Sie also daran, genügend zu trinken. Sie müssen etwa sechs bis acht Gläser (ca. 1,5 Liter) Flüssigkeit am Tag zu sich nehmen, je nach Größe und Tätigkeit auch mehr. Trinken Sie am besten stilles Wasser, Fruchtsäfte und geringe Mengen Tee und Kaffee. Manche Leute glauben, Wasser und andere Flüssigkeiten hielten bei Rheuma die Gelenke feucht. Das ist zwar nicht der Fall, aber ein Mangel an Flüssigkeit trocknet den Körper aus, führt zu allgemeinem Unwohlsein oder verschlimmert Gichtanfälle.

F Verschlimmert Alkohol meine Beschwerden?

Nicht unbedingt. Gegen ein gelegentliches Glas spricht nichts, doch Alkohol enthält viele Kalorien – bei regelmäßigem Konsum kann es zu einer Gewichtszunahme kommen. Halten Sie sich möglichst an die empfohlene Menge von Einheiten pro Woche (Männer bis zu 21, Frauen bis zu 14 Einheiten). Bei manchen Menschen mit Rheumatoider Arthritis kann Alkohol eine Verschlimmerung der Beschwerden verursachen. Auch mit Gicht sollten Sie Ihren Alkoholkonsum in Grenzen halten.

Mythos »Manche Nahrungsmittel verschlimmern die Rheumatoide Arthritis.«

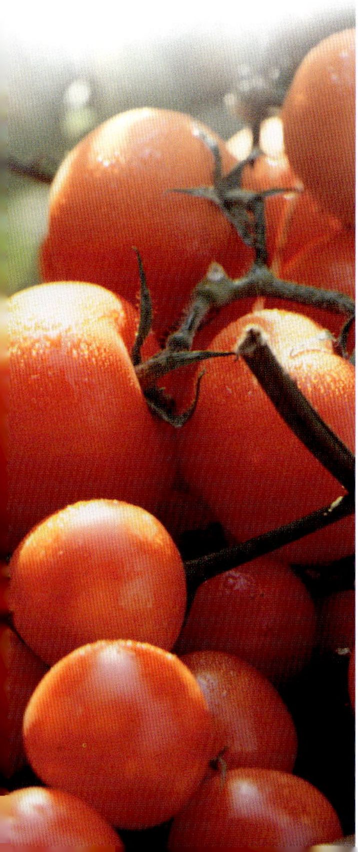

Wahrheit Studien haben gezeigt, dass nur wenige Menschen von solchen Reaktionen betroffen sind und dass diese wahrscheinlich auf Zufall beruhen. Häufig werden Lebensmittel aus der Familie der Nachtschattengewächse (Kartoffeln, Zwiebeln, Tomaten und Auberginen) sowie Paprika- und Pfeffergewürze (Paprika oder Cayenne) für eine Verschlimmerung verantwortlich gemacht. Die meisten Menschen mit Rheuma brauchen aber nicht auf bestimmte Nahrungsmittel zu verzichten.

Hilfreiche Nährstoffe

F **Welche Nährstoffe können die Rheumasymptome lindern?**

Es gibt wenige eindeutige Belege dafür, dass bestimmte Nährstoffe Rheumasymptome lindern können – einzige Ausnahme sind Omega-3-Fettsäuren bei Rheumatoider Arthritis. Wichtig ist eine abwechslungsreiche Ernährung vor allem, damit Sie mit allen Nährstoffen ausreichend versorgt sind. Achten Sie darauf, dass Sie Lebensmittel aus allen Gruppen zu sich nehmen: Milchprodukte, Obst, Gemüse und Hülsenfrüchte, Fisch und mageres Fleisch, stärkehaltige Lebensmittel sowie Lebensmittel, die reich an ungesättigten Fettsäuren sind (siehe S. 148).

F **Welche Lebensmittel gehören zur »Mediterranen Kost«, und sind Sie gut bei Rheuma?**

Mediterrane Kost besteht vor allem aus Fisch und hellem Fleisch, viel frischem Obst und Gemüse, Hülsenfrüchten und Olivenöl, dazu wenig Milchprodukte und ein moderater Alkoholgenuss. Kuchen und Süßigkeiten sind die Ausnahme. Menschen, die unter rheumatischen Erkrankungen leiden, können von den Omega-3-Fettsäuren aus fettem Fisch und von den ungesättigten Fettsäuren aus dem Olivenöl profitieren. Obst und Gemüse liefern viel Antioxidanzien und Vitamine.

F **Helfen Omega-3-Fettsäuren wirklich gegen Schmerz und Entzündung?**

Wissenschaftliche Untersuchungen lassen darauf schließen, dass bestimmte Omega-3-Fettsäuren (EPA und DHA) die Schmerzen und die Entzündung bei Rheumatoider Arthritis tatsächlich lindern können. Allerdings müssten Sie pro Woche mindestens sechs bis sieben Portionen fetten Fisch essen, um entsprechende Mengen zu sich zu nehmen – eine bessere Möglichkeit sind Nahrungsergänzungsmittel mit Fischöl (siehe S. 153).

Nahrungsergänzungsmittel

Menschen, die an Rheuma leiden, sehen sich einer Vielzahl von Produkten gegenüber, die gegen ihre Beschwerden helfen sollen. Manche von ihnen sind nur bei bestimmten Arten von Rheuma sinnvoll. Die schiere Anzahl der erhältlichen Produkte und die häufig widersprüchlichen Berichte zu ihrer Wirksamkeit und Unbedenklichkeit machen die Wahl eines Ergänzungsmittels oft zur Qual. Einige Substanzen, wie z. B. Glucosamin, Chondroitin, Fischöl, Leinöl und S-Adenosyl-L-Methion (SAMe) können bestimmte Symptome lindern.

Ehe Sie ein Ergänzungsmittel einnehmen, sollten Sie sich bei Ihrem Arzt nach den möglichen Nebenwirkungen und Wechselwirkungen erkundigen. Kaufen Sie nur Produkte renommierter Firmen. Mischen Sie Ergänzungsmittel nicht und nehmen Sie immer die empfohlene Dosis. Während Schwangerschaft und Stillzeit sollten Sie die Mittel nur nach Absprache mit Ihrem Arzt nehmen.

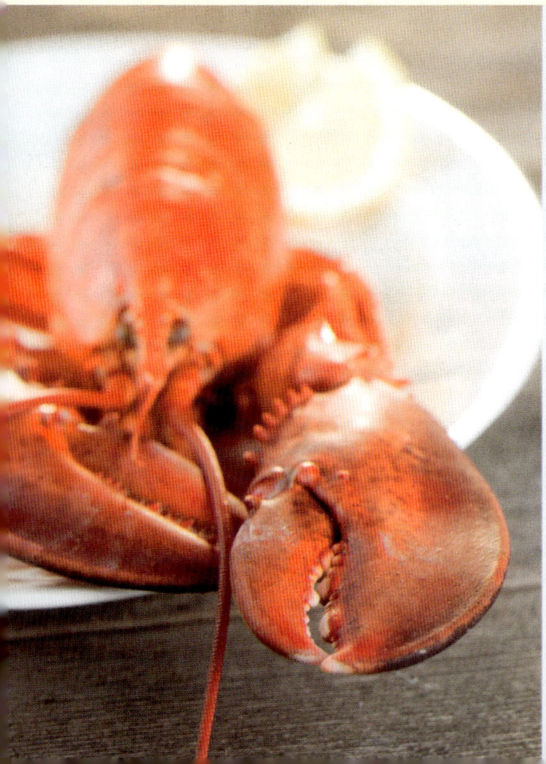

GLUCOSAMIN

Glucosamin ist ein Aminokohlenhydrat, das im Knorpel vorkommt und bei Gelenkschäden hilfreich sein kann. Einige Studien haben gezeigt, dass es Schmerzen und Steifigkeit bei Arthrose, insbesondere des Knies, lindert. Glucosaminpräparate werden synthetisch oder aus Muschelextrakten hergestellt. Die empfohlene Dosis beträgt zweimal täglich 750 mg. Bei mäßigen bis starken arthrosebedingten Knieschmerzen hat sich die Kombination von Glucosamin mit Chondroitin bewährt. Wenn Sie auf Muscheln allergisch reagieren, dürfen Sie Glucosamin nicht einnehmen. Diabetiker sollten vor der Anwendung mit ihrem Arzt sprechen.

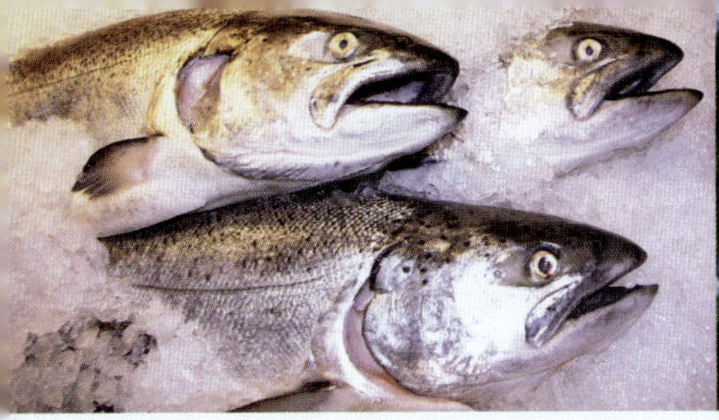

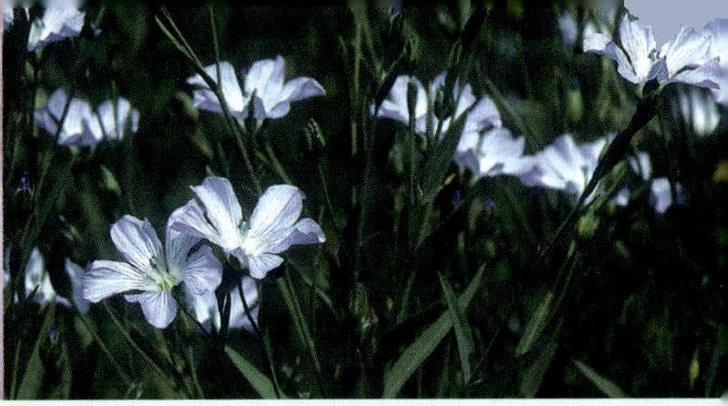

FISCHÖLE

Fischölprodukte können bestimmte Beschwerden bei Rheumatoider Arthritis lindern. Empfohlen werden 3 g Fischöl-Ergänzungsmittel pro Tag. Bevorzugen Sie Produkte aus dem Fischkörper gegenüber Lebertran-Produkten. Bei hoher Dosierung können Nebenwirkungen wie Übelkeit und Nasenbluten auftreten. Fischöl-Ergänzungsmittel dürfen nicht zusammen mit gerinnungshemmenden Mitteln wie Warfarin (Marcumar) eingenommen werden.

SAMe

S-Adenosyl-L-Methion (SAMe) kommt natürlich im Körper vor. Es wirkt schmerzlindernd und entzündungshemmend, viele Menschen vertragen es besser als NSAR. SAMe gibt es als Tabletten oder Injektionen. Vermeiden Sie hohe Dosierungen. Wenn Sie MAO-Hemmer oder Antidepressiva nehmen, sollten Sie SAMe nicht verwenden; auch nicht bei manisch-depressiven Erkrankungen und Parkinson.

LEINÖL

Flachssamen enthalten die Omega-3-Fettsäure alpha-Linolensäure (ALS). Im Körper wird sie zu der entzündungshemmenden Omega-3-Fettsäure EPA umgewandelt. Leinöl wird entweder als Kapseln eingenommen oder direkt ans Essen gegeben. Es dient als natürliches Abführmittel. Wechselwirkungen mit Blutverdünnungsmitteln sind möglich. Leinöl sollte von Frauen, die an Gebärmutter- oder an Brustkrebs leiden, nicht eingenommen werden.

CHONDROITIN

Diese körpereigene Substanz schützt den Knorpel, macht ihn elastisch und wirkt entzündungshemmend. Empfohlen wird eine Dosis von zweimal täglich 600 mg. Stellt sich nach drei Monaten keine Besserung ein, wirkt sie nicht. Chondroitin hat keine schädlichen Nebenwirkungen. Wenn Sie gerinnungshemmende Medikamente nehmen, sollten Sie vor der Verwendung von Chondroitin Ihren Arzt befragen.

Ⓕ Können Pflanzenöle bei Rheumatoider Arthritis helfen?

Die Rolle von Pflanzenölen beim Kampf gegen Arthritis stößt in letzter Zeit auf großes Interesse. Laut einer Studie erkranken Menschen, die regelmäßig Olivenöl zu sich nehmen, seltener an Rheumatoider Arthritis. Es gibt jedoch keine Anhaltspunkte dafür, dass der Verzehr großer Mengen Olivenöl die Symptome einer Rheumatoiden Arthritis in dem Maße wie Fischöle lindern kann.

Ⓕ Helfen Fischöle auch bei Arthrose?

Omega-3-Fettsäuren aus Fischölen können die Beschwerden einer Rheumatoiden Arthritis lindern. Es gibt jedoch bislang keine endgültigen wissenschaftlichen Belege dafür, dass sie auch bei Arthrose von Nutzen sind. Diese Frage wird zurzeit noch erforscht.

Ⓕ Ich habe Rheumatoide Arthritis. Würde mir Lebertran helfen, und wie viel muss ich davon nehmen?

Lebertran kann Ihnen helfen, allerdings enthält er sehr viel weniger Omega-3-Fettsäuren als Fischkörperöl. Lebertran als Flüssigkeit oder in Kapselform liefert aber dafür normalerweise viel Vitamin A und D. Beide Vitamine sind wichtig, in zu hohen Dosen jedoch schädlich. Wenn Sie Lebertran nehmen, sollten Sie nicht mehr als eine Kapsel bzw. zwei Teelöffel (10 ml) pro Tag einnehmen. Überschreiten Sie die Dosierungshinweise nicht und verwenden Sie keine zusätzlichen Nahrungsergänzungsmittel, die hohe Dosen an Vitamin A enthalten.

Ⓕ Ich bin Vegetarier – wie kann ich sicherstellen, dass ich genug Omega-3-Fettsäuren zu mir nehme?

Wenn Sie keine Fischprodukte essen möchten, wählen Sie stattdessen Walnüsse, Leinsamen und Leinöl. Diese Nahrungsmittel enthalten alpha-Linolensäure, die auch zu den Omega-3-Fettsäuren gehört. Damit der Körper die Fette aus Leinsamen aufnehmen kann, muss dieser geschrotet werden. Sie können ihn z. B. dem Müsli oder Salaten zufügen oder Leinöl in Kapselform einnehmen.

F Ich habe den Eindruck, dass Milchprodukte meine Beschwerden verstärken. Was kann ich tun, um trotzdem genug Kalzium zu mir zu nehmen?

Wenn Sie keine Milchprodukte essen können, dann sind die folgenden Nahrungsmittel gute Kalziumquellen: getrocknete Feigen, grünes Blattgemüse (Spinat, Kohl, Brokkoli), Hülsenfrüchte, Mandeln, Paranüsse, Sesam sowie Fisch (z. B. Sardinen inklusive Knochen). Soja- oder Reismilch *mit Kalziumzusatz* sind gute Alternativen zu Kuhmilch. Heutzutage ist die Anreicherung mit Kalzium üblich – prüfen Sie dazu das Etikett. Auch andere Sojaprodukte, wie Tofu, sind gute Kalziumlieferanten.

F Obst und Gemüse mag ich nicht besonders. Gibt es einen Weg, um die Nährstoffe darin wenigstens optimal auszunutzen?

Verwenden Sie Obst und Gemüse am besten ganz frisch. Essen Sie das Gemüse roh oder bereiten sie es möglichst bald nach dem Kauf zu. Bewahren Sie geschälte oder geschnittene Ware verpackt im Kühlschrank auf. Dünsten Sie Obst und Gemüse in so wenig Wasser wie möglich und verwenden Sie das Kochwasser danach für Suppen und Soßen. Durch zu langes Kochen und Warmhalten gehen Vitamine und Mineralstoffe verloren.

F Was sind Antioxidanzien – sind sie vorteilhaft für Menschen mit Rheuma?

Antioxidanzien sind Nährstoffe, die die umweltbedingte Zerstörung gesunden Gewebes verhindern oder aufhalten können. Zu den Antioxidanzien gehören Vitamin C (in Zitrusfrüchten, Beeren und grünem Gemüse), Vitamin E (in Weizenkleie, Pflanzenölen, Nüssen und Samen), Betacarotin (in rotem oder orangefarbenem Obst und Gemüse) und das Spurenelement Selen (in Paranüssen). Erste Untersuchungen deuten darauf hin, dass Grüner Tee, der ebenfalls reich an Antioxidanzien ist, bei Arthrose nützlich sein kann. Eine ausreichende Versorgung mit Antioxidanzien ist für jeden Menschen sinnvoll – besonders wichtig ist sie jedoch für Menschen mit Rheuma oder erhöhtem Rheuma-Risiko.

Ⓕ Sind manche Obst- und Gemüsesorten besser als andere?

Alle Arten von Obst und Gemüse sind gute Nährstofflieferanten. Manche Sorten sind allerdings ganz besonders gut für Sie, weil sie mehr Vitamine, Mineralien und Antioxidanzien enthalten als andere. Die meisten Obst- und Gemüsesorten mit intensiver Farbe enthalten Antioxidanzien. Bananen, Pilze und Tomaten enthalten viel Kalium, ein Mineral, das für die Funktion der Muskeln wichtig ist, die Knochen stärkt und so das Risiko für Osteoporose senkt. Einige Medikamente gegen Rheuma können den Kaliumgehalt im Blut vermindern, daher sollte die Nahrung viel Kalium enthalten.

Ⓕ Durch mein Rheuma bin ich häufig sehr müde. Was kann ich essen, um mehr Energie zu haben?

Ein nährstoffreicher Snack, z. B. Bananen oder Trockenfrüchte, zwischen den Hauptmahlzeiten gibt Ihnen neue Energie. Ebenso geeignet sind ein oder zwei Handvoll Nüsse mit Rosinen oder ein Zwieback mit Erdnussbutter oder Honig. Wenn Sie Appetit haben, können Sie eine Schale Müsli mit kalter Milch essen. Vermeiden Sie jedoch zu zuckerhaltige Zwischenmahlzeiten. Sie geben zwar viel Energie, aber diese hält nicht lange vor.

Ⓕ Stimmt es, dass Folsäure die Nebenwirkungen einiger Medikamente gegen Rheumatoide Arthritis verringert?

Ja. Folsäure gehört zur Gruppe der B-Vitamine und verringert die Nebenwirkungen einiger Medikamente gegen Rheumatoide Arthritis, z. B. Methotrexat und Sulphasalazin (siehe S. 92). Daher verschreibt der Arzt meist ein hoch dosiertes Folsäurepräparat, das einmal pro Woche eingenommen wird. Steigern Sie die Zufuhr an natürlicher Folsäure mit dem Verzehr folsäurehaltiger Nahrungsmittel. Dazu gehören grüne Blattgemüse (z. B. Kohl, Spinat und Rosenkohl), Bohnen, Getreidekörner, Vollkornbrot, Müsli mit Folsäurezusatz, Leber, Hefeextrakt, Eigelb sowie Milch und andere Milchprodukte.

Nahrungsmittel vermeiden

F Muss ich mit Rheuma bestimmte Nahrungsmittel aus meiner Ernährung streichen?

Es gibt keine Belege dafür, dass der Verzicht auf bestimmte Nahrungsmittel oder die Konzentration auf sogenanntes »Superfood« schmerzlindernd oder entzündungshemmend wirkt. Wenn jemand so etwas behauptet, sollten Sie äußerst vorsichtig sein. Ernährungswissenschaftler und Ärzte empfehlen solche Diäten in der Regel nicht, weil sie der Gesundheit schaden und zu einem Nährstoffmangel führen können. Wenn Sie bestimmte Diäten dennoch ausprobieren möchten, fragen Sie vorher einen Ernährungsberater. Informationen erhalten Sie auch bei der Deutschen, Österreichischen bzw. Schweizerischen Gesellschaft für Ernährung.

F Ich habe in den vergangenen sechs Monaten bestimmte Nahrungsmittel vermieden. Wie kann ich feststellen, ob die Ausschlussdiät hilft?

Sie sollten die Nahrungsmittel nacheinander, z.B. eines pro Woche, wieder in ihre Nahrung mit einbeziehen. Notieren Sie, was Sie essen, und halten Sie Symptome, die sich bemerkbar machen, schriftlich fest. Auf diese Weise können Sie feststellen, ob ein Nahrungsmittel Ihr Befinden beeinträchtigte. Wenn ja, sollten Sie es weiterhin meiden, wenn nein, können Sie es wieder in Ihren Speiseplan aufnehmen und ohne Bedenken genießen.

F Sollte ich Kuhmilch meiden, weil sie zu viel Eiweiß enthält, und stattdessen Sojamilch trinken?

Nein, Sie müssen Kuhmilch wegen ihres Gehaltes an Eiweiß nicht meiden – wenn Sie darauf verzichten, verringern Sie die Zufuhr an Kalzium, das wichtig für gesunde und starke Knochen ist. Sojamilch enthält normalerweise kein Kalzium, bei vielen Produkten wird jedoch vom Hersteller Kalzium zugesetzt. Wenn Sie weiterhin Sojamilch verwenden, sollten Sie hierauf achten.

Mythos »Nahrungsmittelunverträglichkeiten können Rheumasymptome auslösen.«

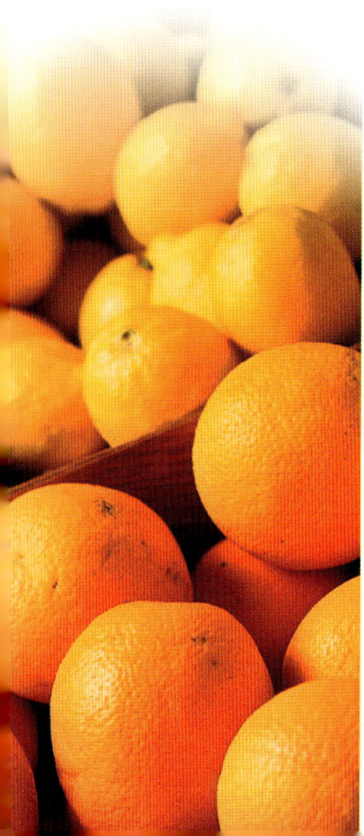

Wahrheit Die meisten Entzündungen werden nicht durch eine Nahrungsmittelunverträglichkeit ausgelöst, einige Menschen reagieren aber auf bestimmte Nahrungsmittel mit einer Verschlechterung der Symptome. Eine Ernährung, die alle wichtigen Nährstoffe enthält, trägt mehr zur Eindämmung der Entzündung bei als das Weglassen bestimmter Nahrungsmittel. Wenn Sie glauben, dass Sie bestimmte Nahrungsmittel nicht vertragen, wenden Sie sich an Ihren Arzt.

F Bleibe ich von Gichtanfällen verschont, wenn ich purinarm esse?

Wenn Sie zu häufigen Gichtanfällen neigen und Ihre Symptome nicht medikamentös behandelt werden (siehe S. 36), sollten Sie purinreiche Nahrungsmittel meiden. Einige Nahrungsmittel enthalten hohe Dosen von Purinen, die bei der Verdauung abgebaut werden und den Harnsäurespiegel erhöhen. Zu den purinreichen Nahrungsmitteln gehören z. B. Innereien (Leber, Nieren, Herz, Blutwurst), Fleischextrakt, Wild und Geflügel (Hirsch, Wildschwein, Ente), einige fette Fische (z. B. Makrele, Hering, Schalentiere und Sardellen), Hefe (Extrakt und Tabletten), Erdbeeren sowie sehr reifer Hartkäse. Bier enthält besonders viele Purine und hat wie alle alkoholischen Getränke viele Kalorien. Schränken Sie Ihren Alkoholkonsum ein oder verzichten Sie ganz auf Alkohol. Trinken Sie stattdessen viel Wasser, denn das verringert das Risiko von Gichtattacken.

F Warum soll ich mit Gicht auf fetten Fisch verzichten, wo er doch so gesund ist?

Leider sind viele nährstoffreiche Nahrungsmittel gleichzeitig sehr purinhaltig. Essen Sie daher besser nur wenig fetten Fisch und erhöhen Sie die Aufnahme von Omega-3-Fettsäuren, indem Sie Walnüsse, geschrotete Leinsamen (in Müsli oder Salaten) oder Nahrungsergänzungsmittel mit Leinöl verwenden (siehe S. 153).

F Soll ich auf Orangen und Tomaten verzichten, da die Säure zu akuten Schüben von Rheumatoider Arthritis führen kann?

Viele Rheumapatienten glauben, der Verzehr von Zitrusfrüchten und Tomaten sei die Ursache für ihre entzündeten Gelenke. Es gibt aber keine Beweise dafür, dass ein Weglassen dieser Nahrungsmittel Patienten mit Rheumatoider Arthritis nützt. Ihre Säuren werden im Magen neutralisiert. Durch einen Verzicht lassen Sie sich schmackhafte Nahrungsmittel entgehen, die eine wertvolle Quelle für Vitamin C und Folsäure sind.

Gewichtskontrolle

F Was ist der Body Mass Index (BMI)?

Der Body-Mass-Index (BMI) bezeichnet das Verhältnis des Gewichts in Kilogramm geteilt durch die Körpergröße zum Quadrat. Ein Mann, der bei einer Größe von 1,80 m 100 kg wiegt, hat einen BMI von 31. Eine Frau, die 70 kg wiegt und 1,60 m groß ist, hat einen BMI von 27. Man kann den BMI in vier Gruppen einteilen: Untergewicht (BMI unter 18,5), Normalgewicht (BMI 18,5–24,9), Übergewicht (BMI 25–29,9) und Fettleibigkeit (BMI über 30). Diese Richtwerte gelten für Erwachsene und sind nicht auf Kinder anzuwenden.

F Warum ist der BMI so wichtig?

Um gesund zu bleiben, sollten Sie Ihr Gewicht in einem gesunden Rahmen halten. Über- oder Untergewicht wirken sich nicht nur darauf aus, wie gut Sie Ihr Rheuma in den Griff bekommen, sondern beeinflussen auch andere Aspekte Ihrer Gesundheit. Versuchen Sie, durch gute Ernährung und Bewegung Normalgewicht zu halten.

F Ich habe Übergewicht – warum soll ich jetzt, wo ich Rheuma habe, abnehmen?

Mit Normalgewicht fällt es Ihnen leichter, aktiv zu bleiben, und das ist wichtig für die Gesundheit Ihrer Gelenke. Durch Übergewicht tragen Sie zu einer Verschlechterung Ihrer Erkrankung bei, da die Gelenke zusätzlich belastet werden, vor allem die Hüften und Knie. Man vermutet, dass überschüssiges Fett direkt mit dem Entzündungsprozess zusammenhängt. Daher sollten Menschen, die an Rheumatoider Arthritis leiden, besonders auf ihr Gewicht achten. Übergewicht belastet zudem das Herz und ist einer der Hauptrisikofaktoren für Erkrankungen wie Schlaganfall, Bluthochdruck und Diabetes.

F Gibt es einfache Tipps, die mir beim Abnehmen helfen?

Führen Sie ein Tagebuch über Ihre Mahlzeiten und Aktivitäten und überlegen Sie dann, was Sie verbessern können. Machen Sie keine Crashdiäten. Lassen Sie keine Mahlzeiten aus, vor allem nicht das Frühstück. Verwenden Sie kleine Teller zum Servieren. Essen Sie langsam und mit Genuss. Wenn Sie zwischen den Mahlzeiten Hunger verspüren, trinken Sie ein großes Glas Wasser. Bevorzugen Sie fettarme Milchprodukte. Trinken Sie weniger Alkohol und meiden Sie zuckerhaltige Limonaden. Essen Sie statt Süßem Obst und Gemüse als Snack.

F Ich bin eher mager und habe jetzt erfahren, dass ich Rheumatoide Arthritis habe. Soll ich zunehmen?

Nicht unbedingt. Falls Sie schon immer sehr schlank waren, wird eine Gewichtszunahme nichts helfen. Sie ist nur sinnvoll, wenn Sie aufgrund von Krankheit oder Sorgen abgemagert sind. Manchmal ist es schwierig, wieder zuzunehmen. Wenn Sie nicht genau wissen, was Sie essen sollen, suchen Sie einen Ernährungsberater auf, der Ihnen einen detaillierten Diätplan erstellen wird.

F Gibt es einfache Tipps, die mir beim Zunehmen helfen?

Wenn Sie mehr essen um zuzunehmen, besteht die Gefahr, dass Ihre Nahrung mehr Fett enthält, als gesund ist, insbesondere wenn Sie Milchprodukte mit normalem Fettgehalt verwenden. Fragen Sie Ihren Arzt, bevor Sie Ihre Fettzufuhr erhöhen, oder halten Sie sich an die folgenden Empfehlungen: Essen Sie über den Tag verteilt mehrere kleine anstelle von ein bis zwei großen Mahlzeiten. Wenn es Ihnen schwerfällt, feste Nahrung zu essen, trinken Sie Milchshakes mit Obst oder verfeinern Suppen mit Milch oder Sahne. Essen Sie nahrhafte Snacks, z. B. Käse und Trockenfrüchte. Essen Sie täglich Fisch oder mageres Fleisch, um die Eiweißzufuhr zu steigern. Bereiten Sie Gemüse mit Butter- oder Käsesoßen zu.

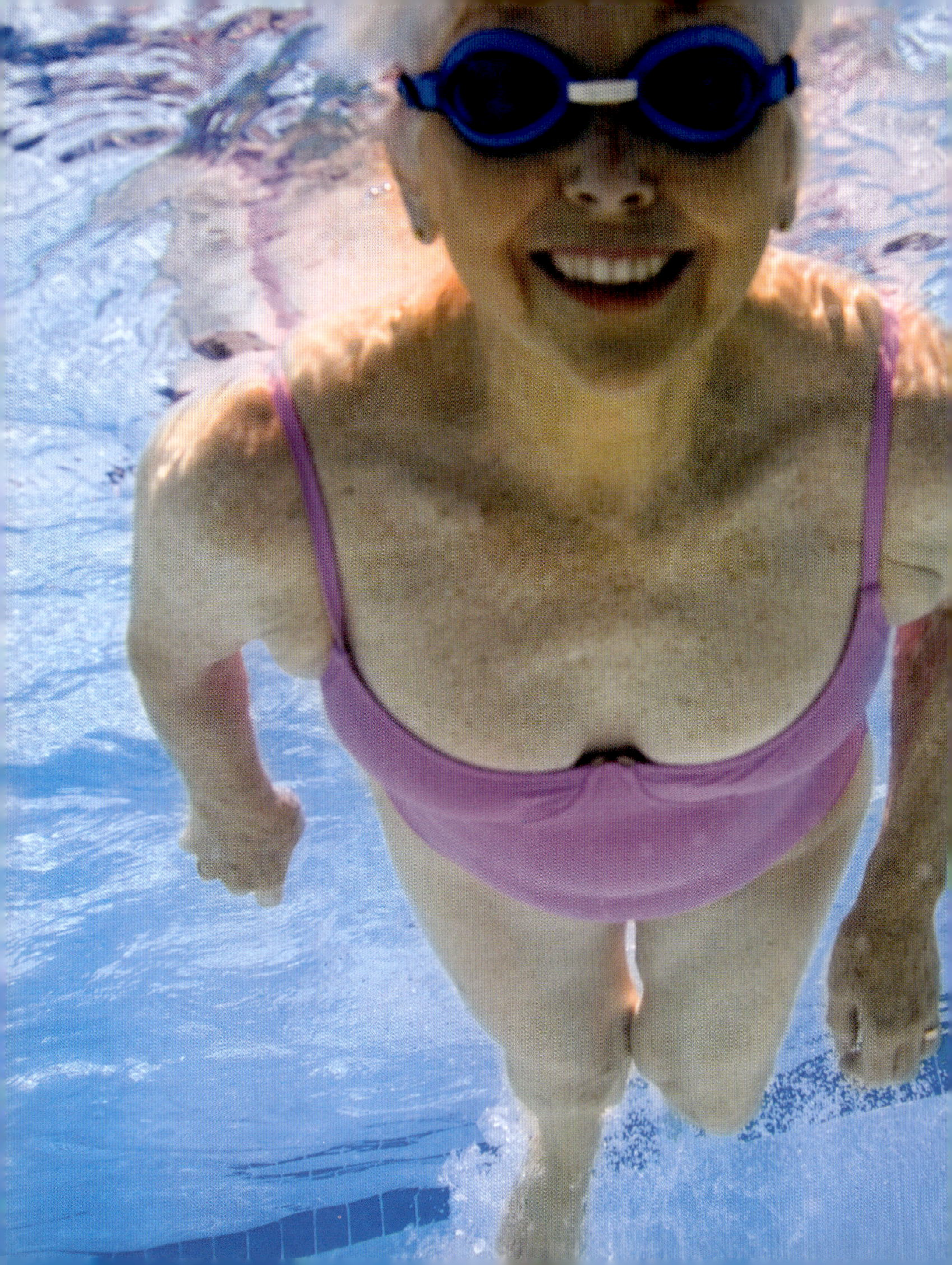

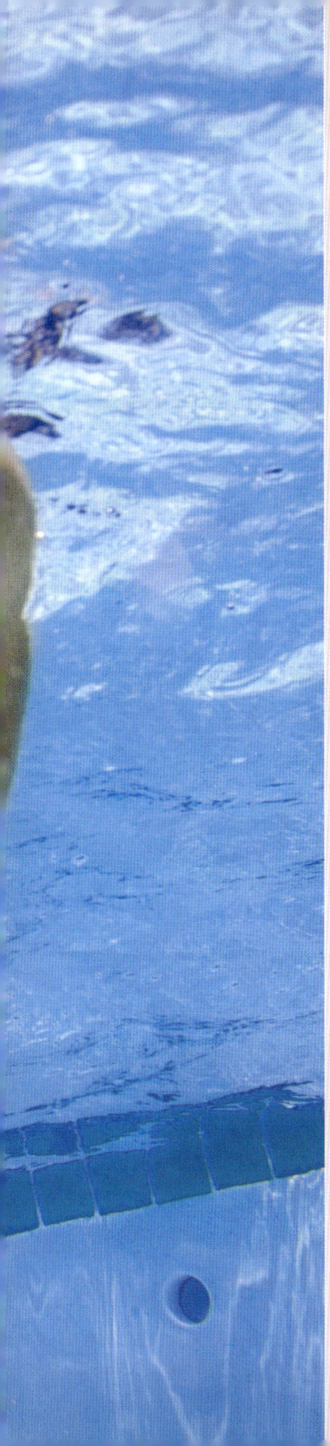

Körperliche Betätigung

Bewegung und Sport vermindern Gelenkschmerzen und erhöhen die Beweglichkeit. Nur wenige Rheumapatienten erhalten jedoch den Rat, sich mehr zu bewegen. Es mag zwar wie ein Widerspruch klingen, doch durch etwas körperliche Bewegung können Sie die Funktion Ihrer Gelenke und Muskeln verbessern und Schmerzen und eingeschränkte Beweglichkeit reduzieren.

Sport treiben

F Wie können körperliche Betätigung und Sport gut für mich sein, wenn doch mehrere Gelenke von Rheuma betroffen sind?

Durch regelmäßige körperliche Bewegung stellen Sie sicher, dass Ihre Gelenke und Muskeln gut arbeiten. Es gibt Hinweise darauf, dass körperliche Betätigung positive Auswirkungen auf die Beschwerden von Rheumapatienten hat. Schmerzen können gelindert werden, die Muskelstärke wird verbessert, Sie fühlen sich weniger müde und bleiben in den Gelenken beweglich. Sogar Ihre Mobilität kann wiederhergestellt und erhalten werden (siehe S. 171). Auch der übrige Körper profitiert davon, denn Sport verhilft zu stärkeren Knochen, verbesserter Atmung und stabilerem Blutkreislauf, weniger Stress und einer besseren Verdauung. Das Körpergewicht wird leichter gehalten und der Schlaf verbessert sich.

F Warum kann ich nicht einfach auf meine anderen Behandlungsmethoden vertrauen?

Viele Rheumapatienten verkennen die Vorteile von Sport und körperlicher Bewegung und verlassen sich zur Behandlung ihrer Krankheit auf andere Methoden, vornehmlich auf Tabletten. Tabletten können zwar einige der Symptome lindern – an der Erkrankung selbst ändern sie jedoch ebenso wenig wie an Gelenkschäden, Schwäche, Müdigkeit und Gebrechlichkeit.

F Was geschieht mit meinen Muskeln und Gelenken, wenn ich sie nicht regelmäßig trainiere?

Jeder, der sich über längere Zeit nicht bewegt, wird feststellen, dass die Knorpelauskleidung der Gelenke dünner und Muskeln und Knochen schwächer werden. Als Folge davon ermüden sie schneller und die Gelenke versteifen. Bewegungsarmut führt zu Steifigkeit und Muskelschwäche und so zu einer weiteren Schädigung der Gelenke und zu mehr Schmerzen und Gebrechlichkeit.

Ⓕ **Stimmt es, dass ich gesundheitliche Probleme bekomme, wenn ich mich nicht ausreichend bewege?**

Ja. Es lässt sich aber nur schwer vorhersagen, welche Gesundheitsprobleme Sie erwarten. Sport und körperliche Bewegung stärken und verbessern die Funktion von Herz, Lungen und Blutgefäßen, so dass Sie mit weniger Anstrengung mehr tun können. Weitere Vorteile sind ein niedrigerer Cholesterinspiegel, eine bessere Diabeteseinstellung, Schutz vor einigen Krebsarten, weniger Depressionen, ein gesteigertes Selbstvertrauen und mehr Würde, Unabhängigkeit und Selbstachtung.

ZEHN REGELN FÜR IHR TRAINING

1. Vergewissern Sie sich, dass Sie sicher stehen und festen Halt haben.
2. Beginnen Sie jede neue Übung langsam und vorsichtig.
3. Steigern Sie nach und nach Dauer, Häufigkeit und Intensität.
4. Pausieren Sie an Tagen, an denen Ihre Gelenke schmerzen oder entzündet sind, und nehmen Sie das Training danach wieder sanft auf.
5. Achten Sie auf kontrollierte, sorgfältig ausgeführte Bewegungen.
6. Trainieren Sie regelmäßig, aber nicht so intensiv, dass Schmerzen oder Beschwerden anhalten.
7. Setzen Sie sich realistische Ziele.
8. Machen Sie sich einen Trainingsplan und erzählen Sie Freunden davon.
9. Mehrere kleine Trainingseinheiten sind genauso gut wie eine große.
10. Machen Sie sich bewusst, dass Sport Rheuma nicht heilen kann – und dass akute Schmerzphasen unabhängig von Ihrem Training sind.

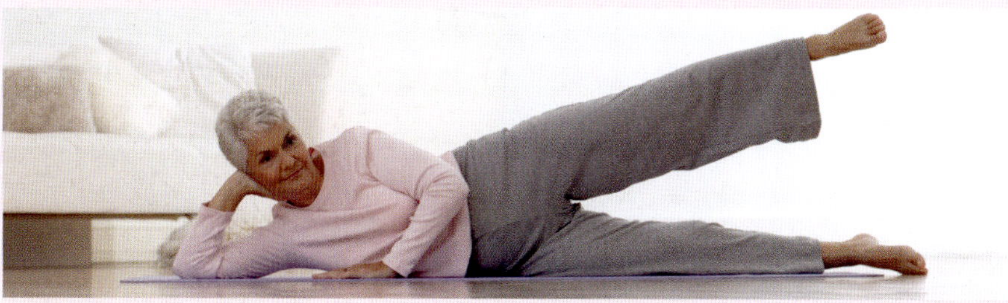

Mythos »Nur anstrengender Sport ist auch effektiv.«

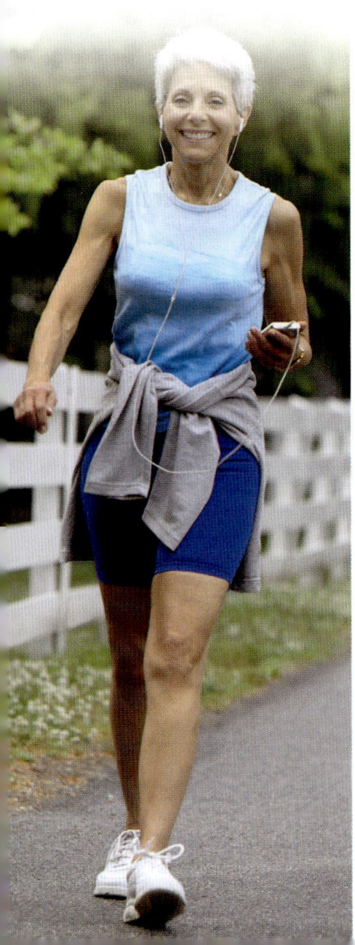

Wahrheit Jede Art von Bewegung, die regelmäßig durchgeführt wird, ist besser als gar keine. Allgemein gilt, je mehr, desto besser, es muss jedoch keine harte Arbeit sein. Zweifellos bedarf es einiger Anstrengung, Entschlossenheit und Willenskraft, aus der körperlichen Bewegung das Optimum an gesundheitlichen Vorteilen zu schöpfen. Es ist jedoch nicht nötig, bis zur Erschöpfung zu trainieren, sich in einem Fitnessstudio anzumelden oder teure Geräte zu benutzen.

F Können Menschen mit entzündlichen rheumatischen Erkrankungen problemlos trainieren?

Ja. Eine entzündliche rheumatische Erkrankung hält Sie nicht von gesunder Bewegung ab. Bei Spondylosis ankylosans sind Sport und körperliche Betätigung wichtig, um die Verschlimmerung der Krankheit zu verhindern. Sprechen Sie vor Aufnahme des Trainings mit Ihrem Arzt oder Physiotherapeuten und pausieren Sie in akuten Phasen.

F Kann ich auf Medikamente verzichten, wenn ich regelmäßig Sport betreibe?

Bei Menschen, die an entzündlicher Rheumatoider Arthritis leiden, dienen Medikamente zur Behandlung der Symptome. Nehmen Sie Ihre Arznei vorschriftsmäßig ein und fragen Sie Ihren Arzt, wenn Sie Sport treiben möchten. Leiden Sie jedoch unter Arthrose, erkundigen Sie sich bei Ihrem Arzt, ob Sie die Dosis der Medikamente reduzieren können. Unter Umständen reicht es aus, die Medikamente nur dann zu nehmen, wenn Sie sie am nötigsten brauchen, z. B. vor dem Schlafengehen. Für sich allein genommen helfen sowohl Medikamente als auch Bewegung; beide zusammen können aber mehr bewirken. Wenn Sie Sport treiben, werden Sie anfangs gelegentlich Schmerzen empfinden, aber nicht mehr so häufig, so intensiv oder so lange wie früher.

F Ich möchte nicht ins Sportstudio oder in den Verein gehen – kann ich nicht auch für mich allein üben?

Ja, das können Sie. Die meisten Aktivitäten im Alltag sind »zwanglos, leger« und besitzen trotzdem das gleiche Maß an möglichen gesundheitlichen Vorteilen wie die förmlichen Aktivitäten. Wichtig ist nur, dass Sie eine Aktivität finden, die Ihnen Spaß macht, z. B. Walking (siehe S. 168) oder Gartenarbeit. Wichtig ist auch, dass Sie sich wohl damit fühlen. Ansonsten werden Sie wahrscheinlich bald wieder aufhören. Fühlen Sie sich jedoch gut dabei, sollten Sie versuchen, herauszufinden, welche Trainingsintensität sich für Sie eignet, und dann dabeibleiben.

F Ich gehe jeden Tag spazieren – zählt das auch als sportliche Betätigung?

Schnelles Gehen ist ein hervorragendes Beispiel für eine unkomplizierte, aber wirkungsvolle körperliche Aktivität, die Sie problemlos alleine durchführen können, ohne spezielle Geräte oder Sportanlagen. Für Menschen, die unter Rheuma leiden, ist Gehen eine der angenehmsten Arten der körperlichen Bewegung. Es belastet nicht und ist nicht anstrengend – gehen Sie einfach regelmäßig und so schnell Sie möchten.

F Gibt es Tipps für sicheres und angenehmes Gehen?

Menschen mit Rheuma stellen häufig fest, dass Gehen die Schmerzen verschlimmert. Tragen Sie feste Schuhe. Wer beim Gehen Schmerzen empfindet, sollte keine langen Spaziergänge unternehmen. Testen Sie, wie weit Sie gehen können, bis die Schmerzen einsetzen. Gehen Sie regelmäßig und nicht zu schnell innerhalb dieser Distanz ein kleines Stück. Ruhen Sie sich wenn nötig aus. Ein Gehstock kann Ihnen eine Hilfe sein. Steigern Sie jede Woche die Distanz, die Sie zurücklegen. Gestalten Sie Ihren Spaziergang möglichst abwechslungsreich.

F Woran merke ich, dass ich zu viel trainiert habe?

Es wird Zeiten geben, an denen Sie nach einer ungewohnten Aktivität Muskelschmerzen und Steifigkeit verspüren. Wenn die Beschwerden mehr als drei Tage andauern, Sie nachts wach halten oder wenn Ihre Gelenke heiß und geschwollen sind, sollten Sie einige Tage pausieren und lieber andere Übungen machen, bis die Beschwerden nachlassen. Später können Sie die Übung dann schrittweise und langsam wieder aufnehmen. Wenn die Symptome anhalten, wenden Sie einfache Methoden zur Linderung an, beispielsweise Wärme- oder Kältepackungen (siehe S. 138), und gehen Sie gegebenenfalls zum Arzt.

Ⓕ Ich weiß nicht recht, wie ich mit meinem Bewegungsprogramm beginnen soll. Gibt es einfache Tipps, die mir dabei helfen?

Nehmen Sie sich am Anfang nicht zu viel vor. Wenn Sie sich bislang nur wenig bewegt haben, sollten Sie mit sanften Übungen beginnen, die nicht durch das Gewicht belasten. Setzen Sie sich z. B. auf das Bett, das Sofa oder den Boden und beugen bzw. strecken Sie langsam die Knie. Steigern Sie während der folgenden Wochen und Monate langsam und stetig die Häufigkeit und Intensität dieser Übungen. Üben Sie etwa 30 Minuten täglich. Es müssen keine 30 Minuten am Stück sein, möglich sind z. B. auch zweimal 15 oder dreimal 10 Minuten. Es ist besser, sich regelmäßig ein wenig zu bewegen als gar nicht. Im vernünftigen Rahmen gilt: Je mehr Sie tun, desto besser. Denn jedes bisschen hilft – Ihnen!

Ⓕ Was ist das Ziel, das ich anstreben sollte?

Ihr letztendliches Ziel sollten gewichttragende Übungen sein, die Ihr Körpergewicht als Widerstand benutzen, z. B. Auf- und Absteigen von einer niedrigen Stufe (siehe S. 174) oder Aufstehen von einem niedrigen Stuhl. Achten Sie stets darauf, Ihre Kräfte einzuteilen und Phasen der Bewegung mit solchen der Ruhe abzuwechseln.

Ⓕ Ich kann mich nicht besonders gut selbst motivieren – wie kann ich es schaffen durchzuhalten?

Lassen Sie sich von Familie und Freunden unterstützen. Halten Sie Ihre Fortschritte fest – führen Sie Buch über Ihre Erfolge. Glauben Sie an sich selbst und daran, dass Sie aktiv sein können. Trainieren Sie aus den richtigen Gründen – weil die Bewegung Ihnen hilft und weil Sie Lust dazu haben. Versuchen Sie mögliche Beeinträchtigungen zu erkennen und Wege zu finden, sie zu umgehen. Zeitmangel, Schmerzen oder schlechtes Wetter sind gute Gründe nicht zu trainieren, aber benutzen Sie sie nicht als Ausrede; fangen Sie danach wieder an. Belohnen Sie sich, wenn Sie ein Ziel erreicht haben.

ZIELE SETZEN UND AKTIONSPLÄNE ERSTELLEN

Klare Zielsetzungen können Ihnen dabei helfen, Ihre Pläne erfolgreich umzusetzen. Überlegen Sie, wie viel Sie sich momentan bewegen und wie sich das Rheuma auf Ihren Alltag auswirkt. Welche Tätigkeiten würden Sie gerne mit weniger Mühe verrichten können? Nehmen Sie sich diese als Ziele.

- Setzen Sie sich zunächst einfache, anspruchsvolle, aber dennoch realistische Ziele, die Sie innerhalb einiger Tage oder einer Woche erreichen können – und arbeiten Sie darauf hin.
- Entscheiden Sie genau, was, wann und wo Sie etwas tun möchten. Schreiben Sie einen richtigen Aktionsplan und heften Sie ihn an die Wand, wo Sie ihn jeden Tag sehen können, und halten Sie sich daran.
- Erzählen Sie Ihrer Familie, Freunden und Kollegen von Ihrem Plan. Sie werden Sie daran erinnern, und sie können Sie ungemein ermutigen, unterstützen und motivieren.
- Halten Sie Ihre Fortschritte fest. Machen Sie auf dem Kalender einen Kreis um die Tage, an denen Sie trainiert haben, und nehmen Sie sich vor, das Blatt damit zu füllen. Wenn Sie ein Ziel erreicht haben, erzählen Sie anderen davon und belohnen Sie sich.
- Ändern Sie bei Bedarf Ihre Ziele, d. h. setzen Sie sich anspruchsvollere Ziele, um immer ein bisschen mehr zu erreichen und um auch wirklich von der Übung zu profitieren. Sie werden staunen, wie viel Sie mit etwas mehr Anstrengung erreichen können, wie viel leichter Ihr Leben wird und wie viel besser Sie sich fühlen werden.
- Verzweifeln Sie nicht, wenn Sie ein Ziel nicht erreichen. Vielleicht haben Sie sich zu viel vorgenommen. Überdenken Sie Ihre Ziele und streben Sie etwas Leichteres an.

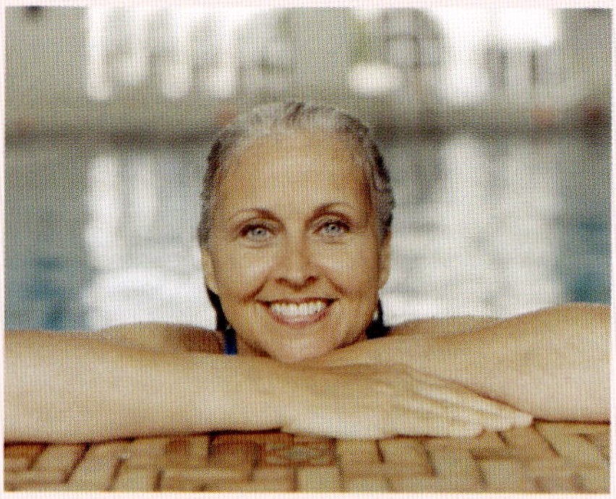

Die Beweglichkeit erhalten

F Ich komme einfach nicht weiter und bin kurz davor aufzugeben. Gibt es spezielle Übungen, die helfen, die Beweglichkeit zu erhalten?

Es ist verständlich, wenn sie versucht sind, sich auszuruhen und weniger aktiv zu sein. Dies wäre jedoch ein Fehler, denn Sie würden allmählich Ihre Beweglichkeit und Flexibilität verlieren. Es gibt viele Übungen, mit denen Sie verschiedene Körperregionen trainieren können. Dazu gehören auch Übungen für den Hals (siehe S. 172–173), Schultern, Rücken, Beine und Hüften (siehe S. 174–175). Achten Sie darauf, dass Sie immer guten Halt haben und sicher stehen, und übertreiben Sie es nicht.

F Welche Art von Übungen sollte ich machen?

Beginnen Sie mit leichteren Übungen, bei denen Sie kein Gewicht tragen müssen. Dabei liegen bzw. sitzen Sie auf dem Boden oder dem Bett. Gehen Sie dann langsam zu den gewichttragenden Übungen und den funktionalen Aktivitäten, wie z. B. Gehen, über (siehe S. 168).

F Kann ich die Übungen meinen Bedürfnissen anpassen?

Ja, Sie können die Richtlinien Ihren Bedürfnissen anpassen, seien Sie jedoch vorsichtig, wenn Sie untrainiert sind: Was wie eine leichte Übung aussieht, kann Beschwerden und Schmerzen hervorrufen, und Sie könnten fürchten, durch übermäßiges Üben Schaden angerichtet zu haben. Bleiben Sie auf der sicheren Seite – beginnen Sie langsam und steigern Sie allmählich. Versuchen Sie, an die Grenzen Ihrer Fähigkeiten zu gehen, und vorsichtig intensiver zu trainieren. Sobald Sie eine Stufe erreicht haben, mit der Sie zufrieden sind, sollten Sie mit der gleichen Intensität weitertrainieren. Eine genaue und kontrollierte Durchführung ist genauso wichtig wie häufige bzw. längere Wiederholungen.

Übungen für den Hals

Wenden und Drehen des Kopfes sind zwei einfache Übungen für den Hals, die Sie regelmäßig durchführen sollten, um die Beweglichkeit des Kopfes zu verbessern. Achten Sie darauf, dass Sie gerade und aufrecht stehen oder sitzen. Stellen Sie sich vor, ein Seil wäre an der Spitze Ihres Kopfes befestigt und hielte Sie aufrecht. Schultern und Oberkörper sollten dabei immer entspannt sein. Atmen Sie langsam und bedächtig durch die Nase ein und durch den Mund wieder aus.

WENDEN DES KOPFES

Die Schultern bleiben entspannt

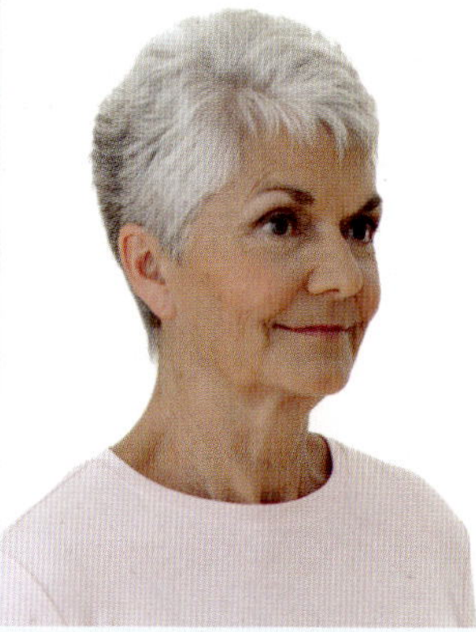

Diese Übung können Sie sitzend oder stehend durchführen. Achten Sie im Stehen darauf, dass Sie sich in der Nähe einer Wand o.Ä. befinden, damit Sie sich notfalls festhalten können.

Kopf gerade halten und darauf achten, dass er beim Wenden nicht zur Seite kippt

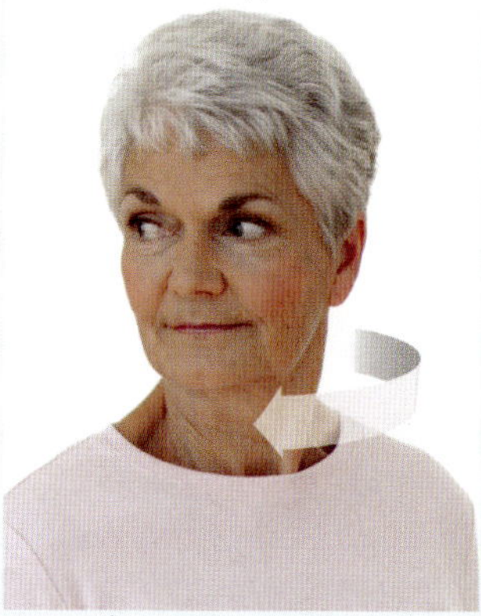

Kopf langsam zur Seite wenden und über die rechte Schulter blicken, ohne zur Seite zu kippen. Sie spüren eine leichte Dehnung im Nacken. Ruhig atmen, 5–6 Sekunden lang halten.

Beim Wenden spüren Sie eine leichte Dehnung im Nacken

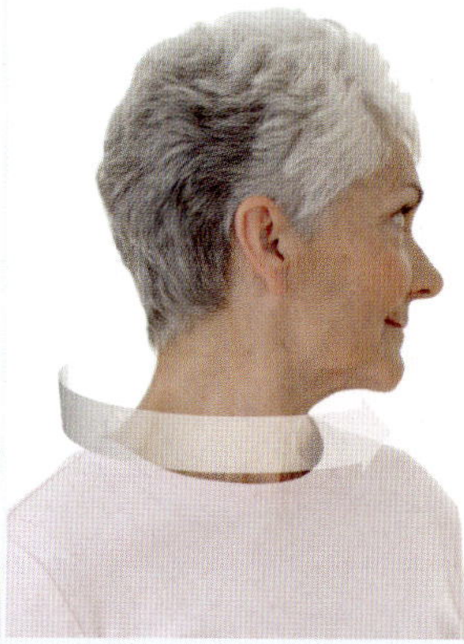

Wenden Sie den Kopf und schauen Sie über die linke Schulter, wieder ohne zur Seite zu kippen. Halten Sie die Stellung 5–6 Sekunden lang. Führen Sie die gesamte Übungsfolge 5- oder 6-mal durch.

KREISEN DES KOPFES

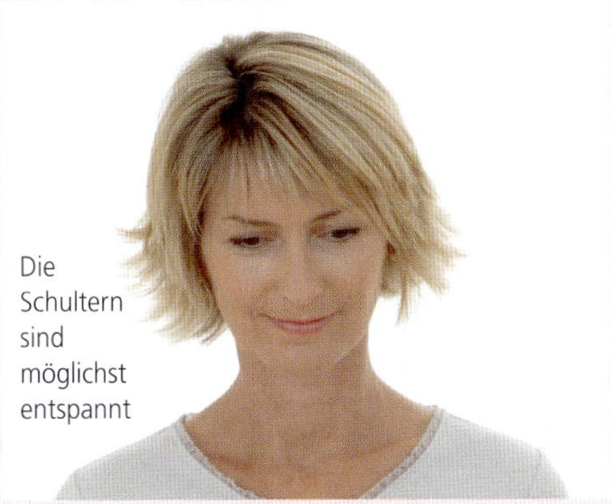
Die
Schultern
sind
möglichst
entspannt

Blicken Sie mit entspannten Schultern nach vorne. Senken Sie langsam den Kopf nach unten, sodass sich Ihr Kinn dem Brustkorb nähert und Sie auf den Boden blicken.

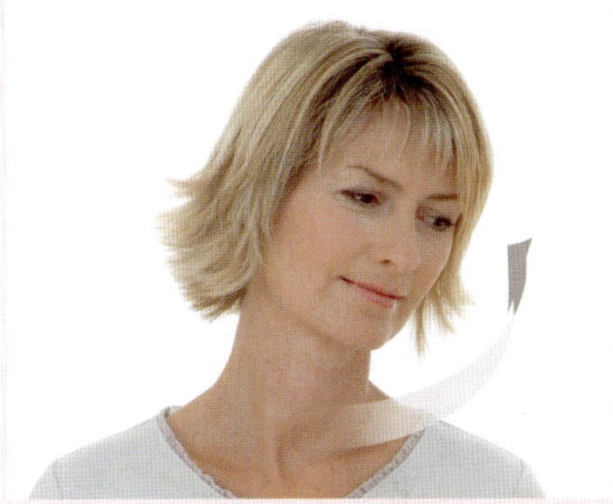

Drehen Sie nun den Kopf langsam nach links. Führen Sie dabei Ihr linkes Ohr so dicht wie möglich an der linken Schulter vorbei. Ihre Augen folgen der Drehrichtung des Kopfes.

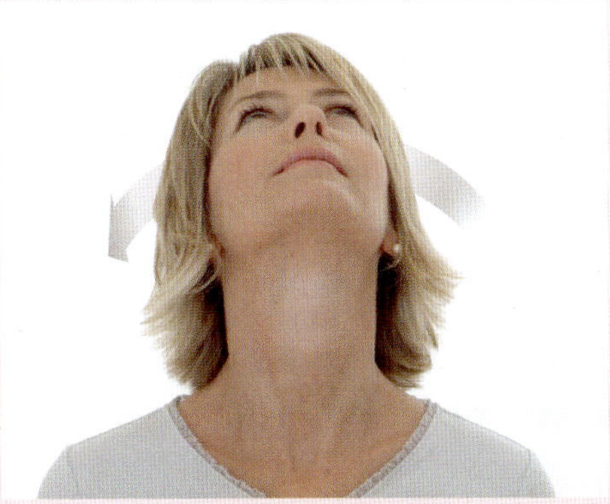

Bewegen Sie Ihren Kopf weiter kreisförmig von links nach rechts. Wenn Sie die Mitte erreicht haben, blicken Sie nach oben und verspüren eine Dehnung der vorderen Halsmuskulatur.

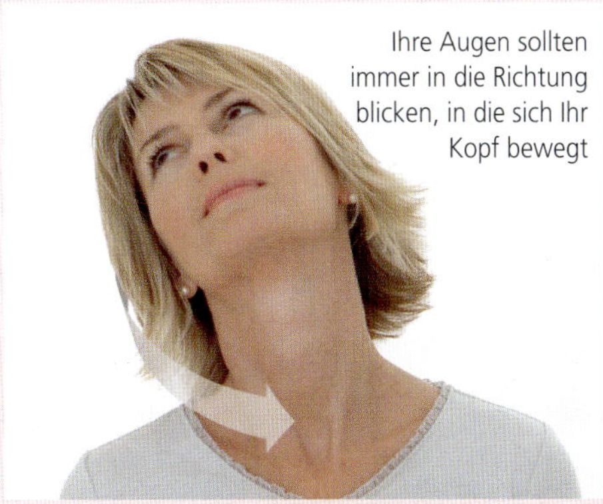
Ihre Augen sollten immer in die Richtung blicken, in die sich Ihr Kopf bewegt

Führen Sie das rechte Ohr so dicht wie möglich an der rechten Schulter vorbei. Entspannen Sie sich. Den Kopf noch 3- bis 4-mal kreisen. Alles nach rechts wiederholen.

Übungen für Beine und Hüfte

Die folgenden Übungen dienen zur Verbesserung bzw. dem Erhalt der Mobilität von Hüfte und Knie. Zudem wirken sie gegen Steifigkeit und kräftigen die Muskeln um die Gelenke. Insbesondere Patienten, die an Arthrose der Knie bzw. Hüfte leiden, profitieren von dieser Übung. Achten Sie aber stets darauf, dass Ihnen die Bewegung nicht unangenehm ist und dass Sie sich nicht überdehnen.

STUFENSTEIGEN

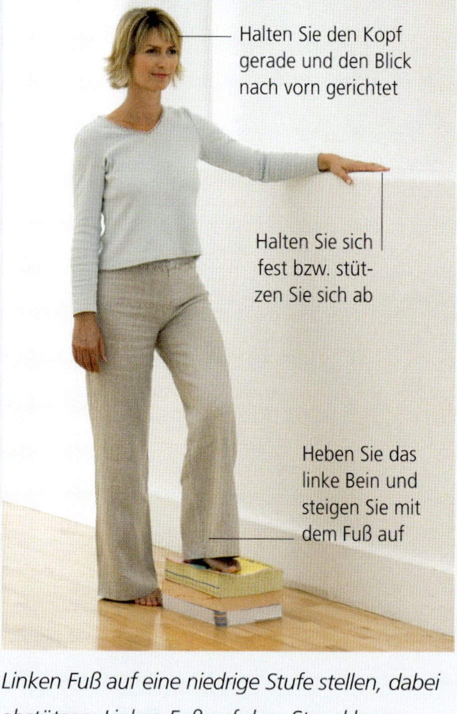
Halten Sie den Kopf gerade und den Blick nach vorn gerichtet
Halten Sie sich fest bzw. stützen Sie sich ab
Heben Sie das linke Bein und steigen Sie mit dem Fuß auf

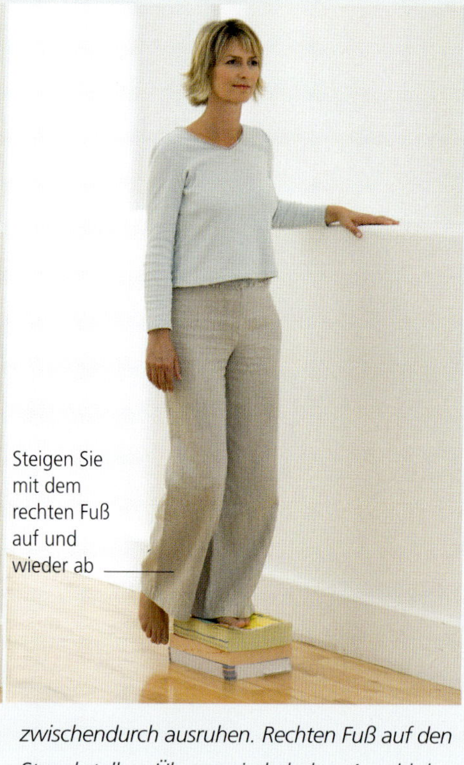
Steigen Sie mit dem rechten Fuß auf und wieder ab

Linken Fuß auf eine niedrige Stufe stellen, dabei abstützen. Linken Fuß auf dem Stapel lassen, mit dem rechten Fuß eine Minute lang auf und ab steigen. Übung 5- bis 6-mal wiederholen, zwischendurch ausruhen. Rechten Fuß auf den Stapel stellen, Übung wiederholen. Anzahl der Step-ups und Höhe des Stapels bis auf maximal 45 cm nach und nach steigern.

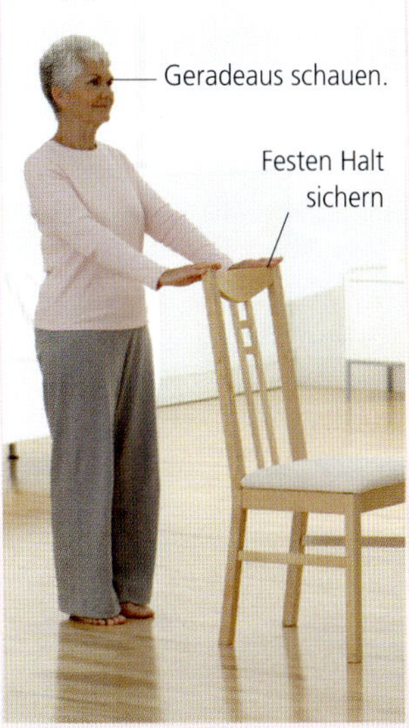
Geradeaus schauen.
Festen Halt sichern

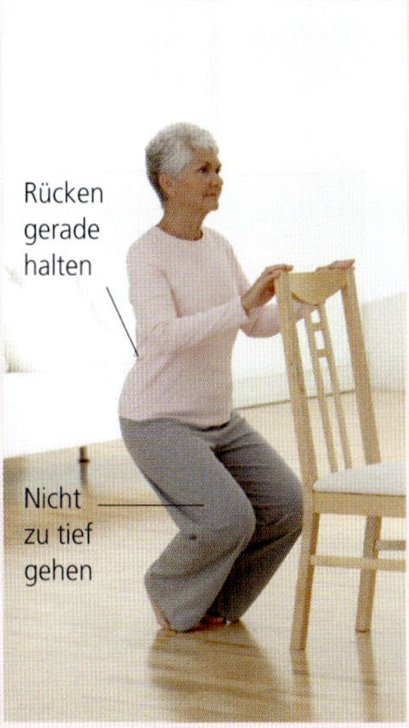
Rücken gerade halten
Nicht zu tief gehen

KNIEBEUGEN

Stellen Sie sich aufrecht hin, Füße flach auf dem Boden und Blick nach vorne gerichtet. Halten Sie sich an einem stabilen Gegenstand fest. Lassen Sie den Rücken gerade und beugen Sie langsam die Knie bis zu einer leichten Hocke. Strecken Sie die Knie wieder, bis Sie ganz stehen. 10-mal wiederholen. Gehen Sie mit der Zeit tiefer in die Beuge, jedoch nicht über 90°. Hocken Sie sich auch nicht ganz hin.

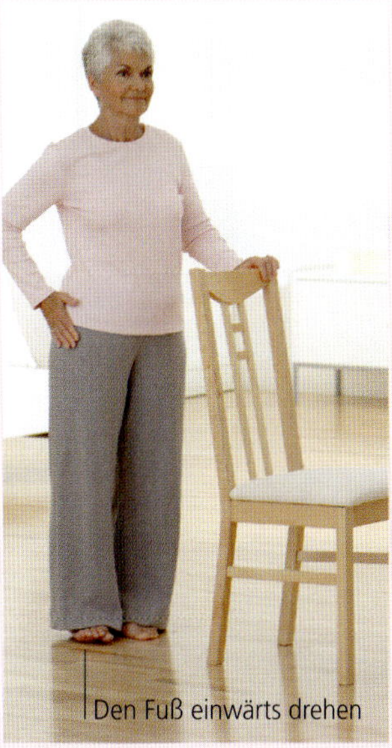
Den Fuß einwärts drehen

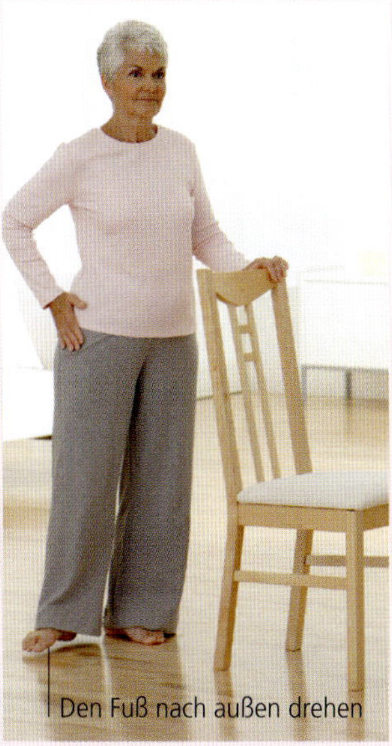
Den Fuß nach außen drehen

HÜFTROTATION

Aufrecht hinstellen, mit einer Hand festhalten. Rechte Hand auf die rechte Hüfte legen und Hüfte anheben, so dass sich Ihr rechter Fuß 2–3 cm über dem Boden befindet. Den Fuß so weit es geht einwärts nach links drehen. 5–6 Sekunden lang halten. Drehen Sie den Fuß nach rechts außen und verharren Sie 5–6 Sekunden. Wiederholen Sie die Reihenfolge 10-mal. Führen Sie die Übung anschließend 10-mal mit dem linken Bein durch.

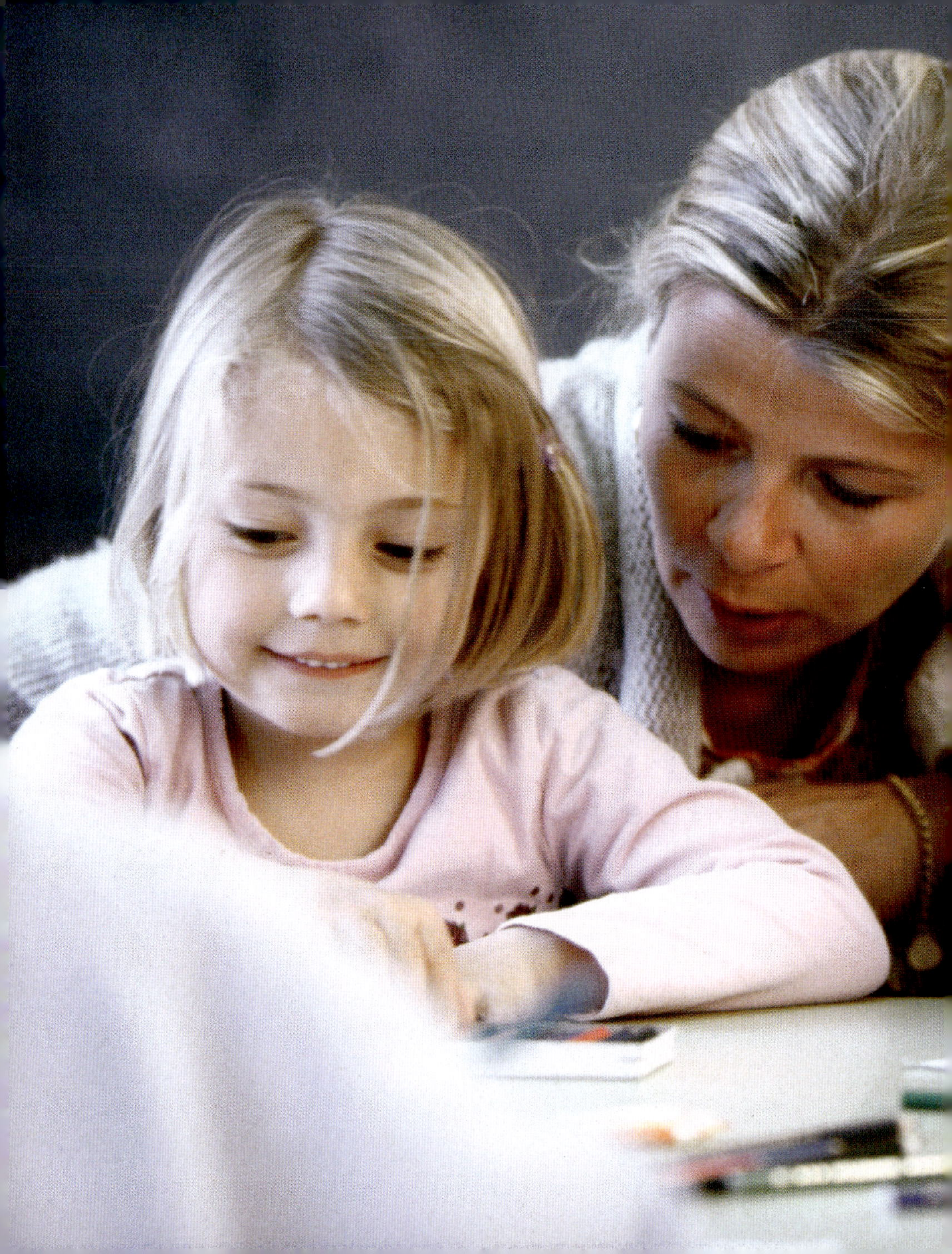

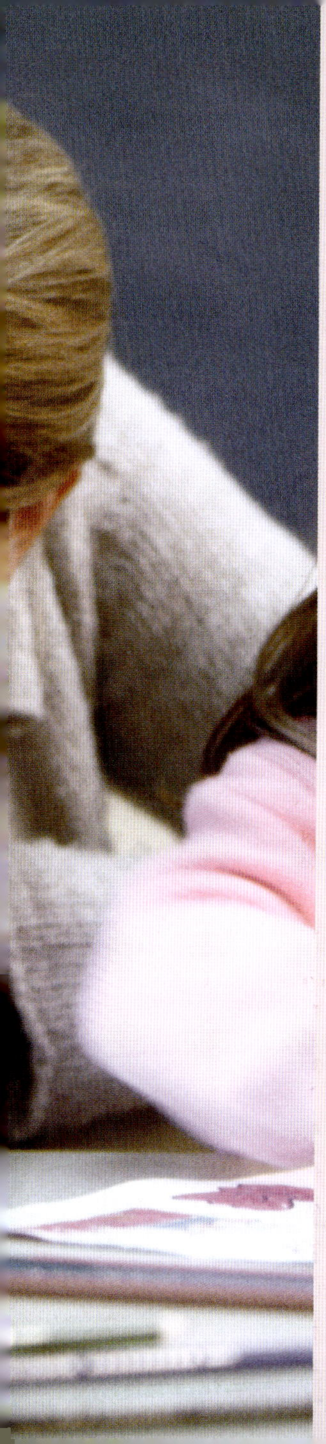

Rheuma bei Kindern

Rheuma ist bei Kindern nicht leicht festzustellen, doch oft entwickelt sich die Krankheit ganz ähnlich wie bei Erwachsenen. Es kann lange dauern, bis bei einem Kind die Diagnose feststeht und die Medikation stimmt. Kinder, die an Rheuma leiden, brauchen eine Vielzahl therapeutischer Maßnahmen und gleichzeitig Hilfe bei ihren besonderen Bedürfnissen in der Schule, zu Hause und beim Spielen.

Juvenile Arthritis

F Wie verbreitet ist Rheuma bei Kindern?

Jährlich erkranken etwa zwei von 1000 Kindern an Rheuma, in Deutschland ca. 1000 Kinder unter 16 Jahren (in Österreich und der Schweiz zwischen 200 und 300). Meist handelt es sich um leichte Fälle, die sich im Laufe der Zeit nicht verschlimmern.

F Was ist juvenile Arthritis?

Der Großteil der Rheuma-Erkrankungen bei Kindern fällt unter diese Gruppe. Sie geht einher mit Schmerzen, Entzündungen und Schwellungen in mindestens einem Gelenk. Juvenile Arthritis ist erblich mitbedingt und wird durch eine abnorme Reaktion des Immunsystems verursacht. Je nach den im Frühstadium der Krankheit betroffenen Gelenken und Beteiligung anderer Organe unterscheidet man fünf Hauptgruppen. Bei der Oligoarthritis beispielsweise, die rund die Hälfte aller Fälle ausmacht, sind weniger als vier Gelenke betroffen.

F Wenn mein Kind Schmerzen in einem oder mehreren Gelenken empfindet, hat es dann Rheuma?

Gelenkschmerzen sind bei Kindern sehr verbreitet. Nur selten ist Rheuma oder eine andere ernste Erkrankung der Grund für den Schmerz, z. B. ein chronisches Schmerzsyndrom unbekannter Ursache wie die Fibromyalgie (siehe S. 43), Erbkrankheiten, die das Protein Kollagen oder einen anderen Teil des Bindegewebes betreffen, oder Bluterkrankungen wie die Sichelzellenanämie. Der Schmerz kann auch auf andere, leichte Probleme von Skelett und Muskulatur zurückgehen.

F Woran kann ich erkennen, dass mein Kind an Rheuma erkrankt sein könnte?

Rheuma ist bei Kindern schwer zu diagnostizieren, da die Frühsymptome oft sehr unspezifisch sind: z. B. allgemeines Unwohlsein oder Schmerzen. Die Erkrankung verändert die Art, wie ein Kind geht und wie es Arme, Beine, Hände und Füße bewegt. Oft schränkt der Schmerz die Beweglichkeit des erkrankten Gelenks ein. Sind die Beine betroffen, fängt das Kind unter Umständen an zu humpeln oder kann kaum noch laufen. Ein weiteres Zeichen sind geschwollene Gelenke, insbesondere dann, wenn sie mit Schmerzen und Steifigkeit einhergehen. Steifigkeit ist vor allem dann bedenklich, wenn sie andauert oder morgens schlimmer ist.

F Können Kinder mit juveniler Arthritis eine Osteoporose entwickeln?

Ja. Kinder mit stark ausgeprägter juveniler Arthritis können später an Osteoporose erkranken. Bei Verdacht kann die Krankheit schon früh mit Hilfe der sogenannten Dual Energie X-ray Absorptiometry (DEXA), einer Knochendichtemessung, erkannt werden. Behandelt wird Osteoporose mit Bisphosphonat-Medikamenten und Kalziumtabletten mit Vitamin-D-Zusatz.

F Helfen Bluttests bei der Diagnose?

Ein positives Ergebnis der Blutuntersuchung (siehe S. 61) bedeutet nicht automatisch, dass Ihr Kind an Rheuma leidet. Dennoch legt das Vorhandensein des Rheumafaktors oder antinukleärer Antikörper (siehe S. 62) eine juvenile Arthritis nahe. Bei einem Viertel der Kinder mit Rheuma, insbesondere Oligoarthritis, ist der Befund für antinukleäre Antikörper positiv. Der Rheumafaktor ist ein Hinweis auf Polyarthritis, die im Erwachsenenalter fortbestehen wird. Kinder mit systemischer Arthritis weisen eine erhöhte Blutsenkung auf (siehe S. 60). Auch bei Polyarthritis ist sie meist erhöht.

Mythos »Kinder bekommen kein Rheuma.«

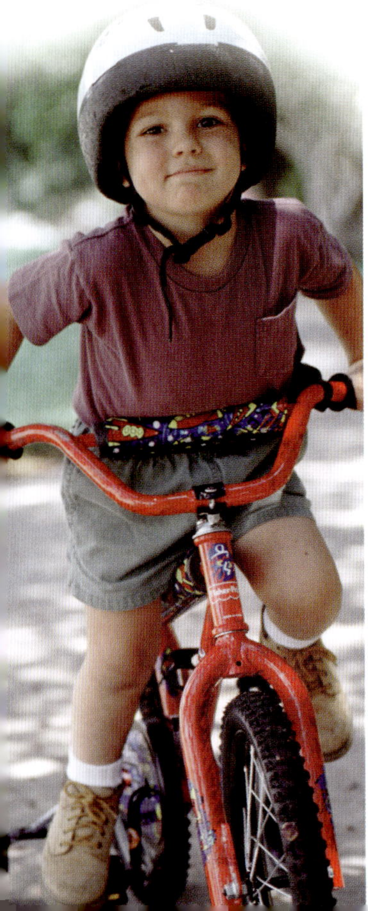

Wahrheit Nur wenigen Menschen ist bewusst, dass Rheuma auch bei Kindern auftritt – wenn es auch nicht weitverbreitet ist und nur sehr selten einen schweren Verlauf nimmt. Die Diagnose juvenile Arthritis kommt meist aus heiterem Himmel, da sie leicht zu übersehen und schwer zu stellen ist. Es kann Monate oder sogar Jahre dauern, bis bei einem Kind die Diagnose Rheuma feststeht und mit einer effektiven medikamentösen Therapie begonnen werden kann.

F Muss mein Kind geröntgt oder mit MRT untersucht werden?

Zur Bestätigung der Diagnose oder zur Feststellung des Schweregrads sind eventuell eine Röntgenaufnahme bzw. eine Magnetresonanztomographie (MRT) oder eine Ultraschallaufnahme nötig. Anhand dieser Aufnahmen kann der Arzt Entzündungen oder Ödeme erkennen.

F Welche Behandlung bekommt mein Kind, wenn es Rheuma hat?

In einigen Krankenhäusern werden betroffene Kinder von einem auf die Behandlung von Rheuma spezialisierten Kinderarzt betreut. In anderen Krankenhäusern kümmern sich Rheumatologen und Kinderärzte um die kleinen Patienten. Unterstützt werden diese Ärzte von Physiotherapeuten und Ergotherapeuten. Ziel ist es, die Erkrankung des Kindes zu behandeln und so sicherzustellen, dass es aktiv am Gemeinschaftsleben teilnehmen kann. Das Kind wird mit Medikamenten gegen Schwellungen und Schmerzen behandelt und zu Übungen ermuntert, die seine Muskelkraft und Beweglichkeit unterstützen.

F Welche Medikamente muss mein Kind einnehmen?

Der Arzt kann dem Kind NSAR, wie z. B. Ibuprofen, Diclofenac und Naproxen, verschreiben (siehe S. 83). Aspirin wird wegen der möglichen Nebenwirkungen bei Kindern meist nicht eingesetzt. DMARDs, die bei Kindern zum Einsatz kommen, sind die gleichen wie bei Erwachsenen (siehe S. 92). Rheumatologen bevorzugen Methotrexat, da die niedrige Dosierung, die zur Linderung der Symptome nötig ist, nur sehr selten potenziell gefährliche Nebenwirkungen hervorruft. Bei einer schweren Arthritis, die mit den üblichen Medikamenten nicht in den Griff zu bekommen ist, oder bei Beteiligung der inneren Organe kann die Behandlung kurzfristig durch Steroide (siehe S. 87) wie Prednisolon ergänzt werden. Selten werden »Biologicals« eingesetzt (siehe S. 93).

Spezielle Bedürfnisse

Ⓕ **Kann mein Kind zur Schule gehen, wenn es Rheuma hat?**

Ja, außer in besonders schweren Fällen. Um Ihrem Kind ein optimales Lernen zu ermöglichen, helfen Sie ihm dabei, Kräfte zu sparen: Bringen Sie es morgens, wenn die Gelenksteifigkeit besonders ausgeprägt ist, zur Schule und lassen Sie so viel wie möglich zu Hause, damit es nicht so schwer tragen muss. Rheuma der Hände und Handgelenke führt dazu, dass das Schreiben nur bedingt möglich oder schmerzhaft ist. Besorgen Sie Grifflinge für Füller und Stifte (siehe S. 124), lassen Sie das Kind beim Schreiben Pausen einlegen und Gelenkschienen verwenden. Auch ein Computer ist hilfreich.

Ⓕ **Ich mache mir Sorgen, dass mein Kind beim Spielen vieles versäumt. Wie kann ich ihm dabei helfen, dass es aktiv mitmachen kann?**

Aktives Spielen ist für alle Kinder wichtig. Mit etwas Kreativität und Einfallsreichtum lässt sich auch ein an Rheuma erkranktes Kind aktiv in ein Spiel einbinden. Ihr Kind muss jedoch bei der Wahl der Bewegung vorsichtig sein. Es sollte Kontaktsportarten bzw. Sportarten, die bestimmte Körperteile überanstrengen, vermeiden. Genauso wichtig ist es, auf Aktivitäten zu verzichten, die überwärmte oder entzündete Gelenke zu sehr beanspruchen. Ermutigen Sie Ihr Kind zum Kontakt mit anderen.

Ⓕ **Unser jüngstes Kind hat Rheuma. Wie können wir als Eltern ein normales Familienleben fördern?**

Die Familie muss lernen, Unwägbarkeiten gleichmütig hinzunehmen und das Kind mit interessanten Ideen zu ganz verschiedenen Aktivitäten anzuregen – zu aktiven und zu ruhigen gleichermaßen. Wichtig ist, dem Kind klarzumachen, dass niemand Schuld an seiner Krankheit trägt. Selbsthilfegruppen, wie die Elternkreise der Deutschen Rheuma-Liga, bieten Unterstützung.

Ausblick und Perspektiven

F Wie sind die langfristigen Aussichten für ein Kind mit Rheuma?

Insgesamt sind die langfristigen Aussichten bei juveniler Arthritis relativ gut. Mit modernen Behandlungstechniken lässt sich den meisten Kindern helfen. Wenn jedoch viele Gelenke betroffen oder innere Organe beeinträchtigt sind, können auf Dauer Probleme auftauchen.

F Wird das Rheuma Auswirkungen auf das Wachstum meines Kindes haben?

Bei vielen Kindern mit juveniler chronischer Arthritis, insbesondere bei systemischer oder Polyarthritis, ist das Wachstum gestört. Typisch hierfür sind ein schmaler Unterkiefer und ein schmales Kinn. Die Hauptursachen für das gestörte Wachstum sind die chronische Entzündung, die Behandlung mit Steroiden und die problematische Ernährungssituation. Eine aktive Behandlung sowie die vorsichtige Verabreichung minimaler Dosen an Steroiden können dem verzögerten Wachstum jedoch effektiv entgegenwirken. Eine lang anhaltende Entzündung kann zu Schwierigkeiten beim Beugen und Strecken der Knie und zur Schädigung anderer Gelenke führen. Orthopädische Chirurgen können hier helfen.

F Kann es durch das Rheuma zu schweren Komplikationen kommen?

Bei einigen Kindern mit Rheuma kann es wegen der Krankheit selbst oder durch die Medikamente zu schwerwiegenden Organproblemen kommen. Dazu gehören Herzbeutelentzündung und Nierenversagen. Von einer Entzündung der Blutgefäße können viele verschiedene Organe betroffen sein. Eine Entzündung der mittleren Schicht der Augenwand kann im schlimmsten Fall zur Erblindung führen. In der Hand erfahrener Augenärzte lässt sich das Risiko jedoch sehr gering halten.

Deutsche Rheuma-Liga

Wer auf Dauer mit einer rheumatischen Erkrankung leben muss, der braucht Informationen, Hilfe und Unterstützung – in der medizinischen Betreuung und im Alltag. Aus diesem Grund wurde 1970 die Deutsche Rheuma-Liga als Hilfs- und Selbsthilfegemeinschaft rheumakranker Menschen gegründet. Viele Tausend Mitglieder sind ehrenamtlich aktiv: Sie informieren neu Erkrankte, schaffen Beratungs- und Betreuungsangebote, organisieren Arztvorträge und vieles mehr.

Die Deutsche Rheuma-Liga hat rund 250 000 Mitglieder und ist der größte deutsche Patientenverband. Die Beiträge und Spenden der Mitglieder bilden das Fundament für das breite Spektrum an Leistungen. Alle Angebote sind speziell auf rheumakranke Menschen zugeschnitten – unabhängig davon, ob sie an Arthrose, Rheumatoider Arthritis, Fibromyalgie oder einer der zahlreichen seltenen rheumatischen Erkrankungen leiden.

Die Deutsche Rheuma-Liga bietet Möglichkeiten der Begegnung und des Austauschs, zum Beispiel in Gesprächsgruppen oder Stammtischen, Elternkreisen oder Treffen für junge Rheumatiker. Und sie versorgt rheumakranke Menschen mit allen wichtigen Informationen, zum Beispiel im Internet oder mittels der Zeitschrift *mobil*.

Kurse zur Schmerzbewältigung und sportliche Bewegungsangebote, zum Beispiel Walking oder das Funktionstraining, werden ebenfalls angeboten. Letzteres findet als Trocken- oder Warmwassergymnastik statt. Ein Ziel des Funktionstrainings ist es, trotz Schmerzen zur Bewegung anzuleiten. Die Therapeuten sorgen dafür, dass die Gelenke ohne allzu große Belastung beweglich bleiben. Das Miteinander in der Gruppe, der regelmäßige Austausch und die gegenseitige Motivation helfen den Betroffenen, mit den Folgen der Erkrankung und den Einschränkungen, die diese mit sich bringt, besser zurechtzukommen. Teilweise übernehmen die Krankenkassen für eine begrenzte Zeit die Kosten für solche Kurse.

Die Deutsche Rheuma-Liga engagiert sich darüber hinaus gesundheitspolitisch sowie in Forschungsprojekten. Den Mitgliedern wird die Zeitschrift *mobil*, Beratung, umfangreiches Informationsmaterial sowie kostenlose oder kostengünstige Nutzung aller übrigen Angebote zur Verfügung gestellt.

Kontakt zur Deutschen Rheuma-Liga:

Telefon: 01804 – 60 00 00 (*)
Fax: 0228-76606-20
E-Mail: bv@rheuma-liga.de
Internet: www.rheuma-liga.de

(* 20 Cent/Anruf aus dem deutschen Festnetz, ggf. abweichende Preise aus dem Mobilfunknetz)

Register

A

B

C

T

U

V

W

Y

Z

Über die Autoren

David L. Scott ist Professor für klinische Rheumatologie am King's College Hospital, London. *Howard Bird* ist Professor für pharmakologische Rheumatologie an der Universität Leeds. *Mike Hurley* ist außerordentlicher Professor für Physiotherapie am King's College, London. *Andrew Hamer* ist Facharzt für Orthopädie und Chirurgie am Northern General Hospital, Sheffield. *Alison Hammond* ist außerordentliche Professorin für Rheumatologie an der Universität Brighton. *Dorothy Pattison* ist Dozentin für Ernährungswissenschaften an der Universität Plymouth. *Caroline Green* schreibt über Gesundheitsthemen, mit Schwerpunkt Rheuma und Naturheilverfahren.

Deutsche Rheuma-Liga Bundesverband e. V.

Unter dem Dach der Deutschen Rheuma-Liga gibt es Gruppen und Ansprechpartner für alle Krankheitsbilder, junge Rheumatiker und Elternkreise. Drei Mitgliedsverbände engagieren sich zudem für spezielle Erkrankungen:

Deutsche Vereinigung Morbus Bechterew e.V.
http://www.bechterew.de

Lupus Erythematodes Selbsthilfegemeinschaft e.V.
http://www.lupus.rheumanet.org

Sklerodermie Selbsthilfe e.V.
http://www.sklerodermie-sh.de

Dank des Verlages

Dorling Kindersley dankt Fran Vargo für die Bildrecherche und Debbie Maizels für die Illustrationen.

Bildnachweis

2 Corbis: Simon Marcus. 6 Corbis: LWA-Dann Tardif (l). Getty Images: Iconica/Zia Soleil (r). 7 Corbis: Rolf Bruderer (l); photocuisine/Roulier/Turiot (m). 8 Getty Images: Denis Boissavy. 22 Getty Images: The Image Bank/Buzz Bailey. 28 Corbis: Jose Luis Pelaez, Inc. 31 Getty Images: Altrendo. 38 Getty Images: Stone/Bruce Ayres. 46 Corbis: Michael Keller. 49 Alamy Images: Bubbles Photolibrary (or); Marwood Jenkins (ol). 56 Corbis: LWA-Dann Tardif. 61 Science Photo Library: AJ Photo. 64 Corbis: Larry Williams. 65 Corbis: Tom Stewart (r). Masterfile: Jerzyworks (l). 69 Corbis: Allana Wesley White (l). Getty Images: Taxi/Frederic Lucano (m). Science Photo Library: Ian Hooten (r). 78 Corbis: Larry Williams. 82 Photolibrary. 85 Photolibrary: Workbook, Inc/Larry Williams. 94 Corbis: LWA-Dann Tardif. 97 Corbis: Helen King (r); Tom & Dee Ann McCarthy (l). 102 courtesy Mr AJ Hamer FRCS (Orth), Northern General Hospital, Sheffield (u). 103 Science Photo Library: Dr P. Marazzi (r). 108 Corbis: Rolf Bruderer. 110 Corbis: Roy McMahon. 114 Corbis: Tim Pannell. 129 Masterfile: Kevin Dodge. 142 Getty Images: Stone/Claudia Kunin. 143 Corbis: Larry Williams. 144 Corbis: photocuisine/Roulier/Turiot. 152 Getty Images: Iconica/Tom Grill. 153 Corbis: Richard Cummins (l). 162 Corbis: Fabio Cardoso. 166 Corbis: Ariel Skelley. 170 Getty Images: Iconica/Zia Soleil. 176 SuperStock: Stuart Pearce. 180 Corbis: George Shelley.

Umschlag vorne: Getty Images: Frederic Lucano (um); Marc Romanelli (ul); Nicki Dowey (ur).

Umschlag hinten: Alamy Images: Bubbles Photolibrary (om); Corbis: Peter Barrett (ol); Science Photo Library: Adam Gault (or).

Alle anderen Bilder © Dorling Kindersley
Weitere Informationen unter www.dkimages.com